Warum Fische nie dick werden

systemed

KLAUS OBERBEIL, PATRICK COUDERT

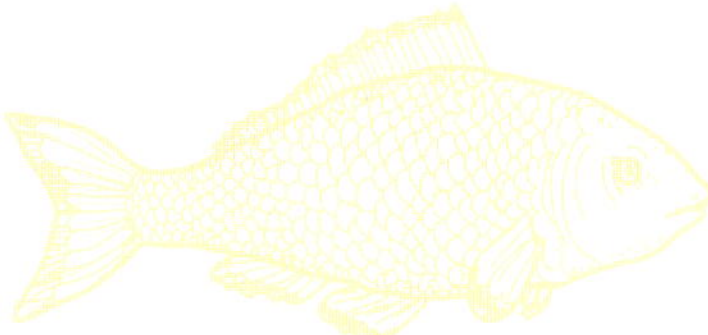

Warum Fische nie dick werden

Jung & schlank –
Mit Meeresfrüchten,
Omega-3-Fettsäuren,
Algen und Jod

systemed

ÜBER DIE AUTOREN

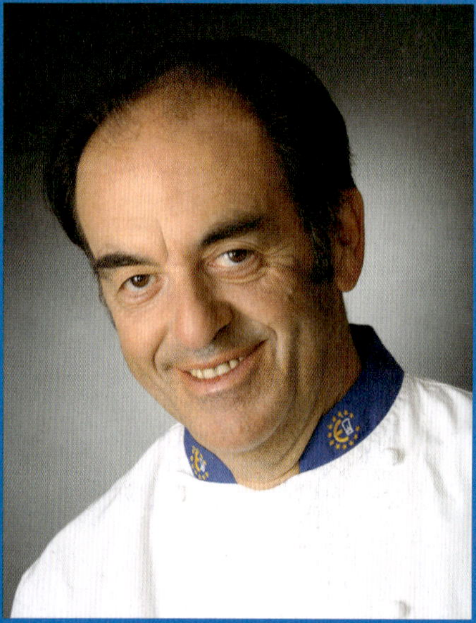

Patrick Coudert war Lieblingsschüler des berühmten französischen Kochpapstes Paul Bocuse. In seiner über dreijährigen Ausbildung in der wohl führenden Gastronomieschule der Welt erhielt er die begehrte Auszeichnung als bester Kochlehrling Frankreichs in seinem Jahrgang. Er erarbeitete sich zwei Michelin-Sterne und betreibt Kochschulen in München und Rosenheim.

Coudert repräsentiert die traditionell verwurzelte Philosophie seines Lehrmeisters aus dem kulinarischen Kulttempel *L`Auberge du Pont de Colonge* nahe Lyon. Das Motto: Pflanzen, Meeresfrüchten und anderen Lebensmitteln ihren ursprünglichen Charakter belassen und in der Kombination mit biologisch gewachsenen Kräutern zu verfeinern. Dies bedeutet einfache Küche auf höchstem kulinarischem Niveau. Seine Rezepte lassen sich leicht zubereiten und entfalten eine unnachahmliche Kultur an Geschmack und Aromen.

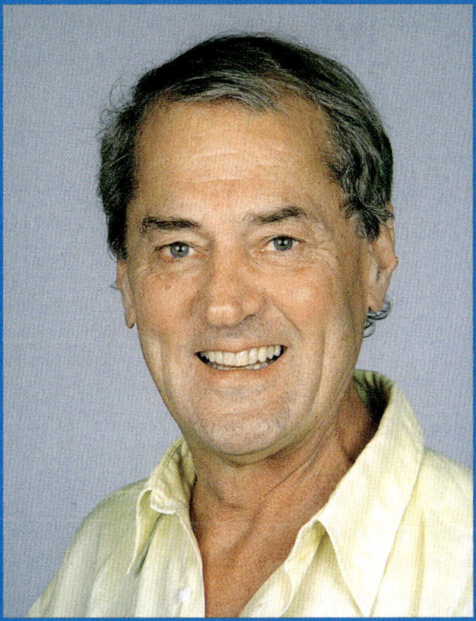

Klaus Oberbeil ist Medizinjournalist und Ernährungsexperte, bekannt als Studiogast in TV- und Radiosendungen. Seine Bücher wurden in 19 Sprachen übersetzt und mehr als zwei Millionen Mal verkauft, darunter »Obst und Gemüse als Medizin«, »Fit mit 100« und »Die Zuckerfalle«. Viel besucht wird sein Internetportal »Gesunde Familie« mit über 1.000 Seiten an nützlichen Tipps und Ratschlägen.

Der Autor bezieht seine wissenschaftlichen Informationen aus den aktuellen Erkenntnissen der internationalen Bio- und Zellforschung. Er erläutert die faszinierenden Zusammenhänge zwischen Mensch und Natur, Lebensregeln für Ernährung, Bewegung und Schlaf, die für unser mentales und körperliches Befinden gültig sind – gemäß dem genetischen Programm, das sich im Laufe der biologischen Evolution in uns etabliert hat. Oberbeil schafft einen natürlichen Bezug zu unserer Umwelt, seine Bücher sind unterhaltsames Lesefutter für die ganze Familie, für Kinder ebenso wie für Heranwachsende.

INHALT

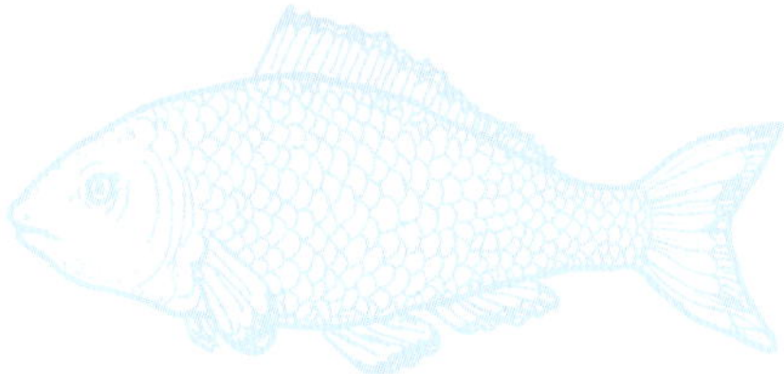

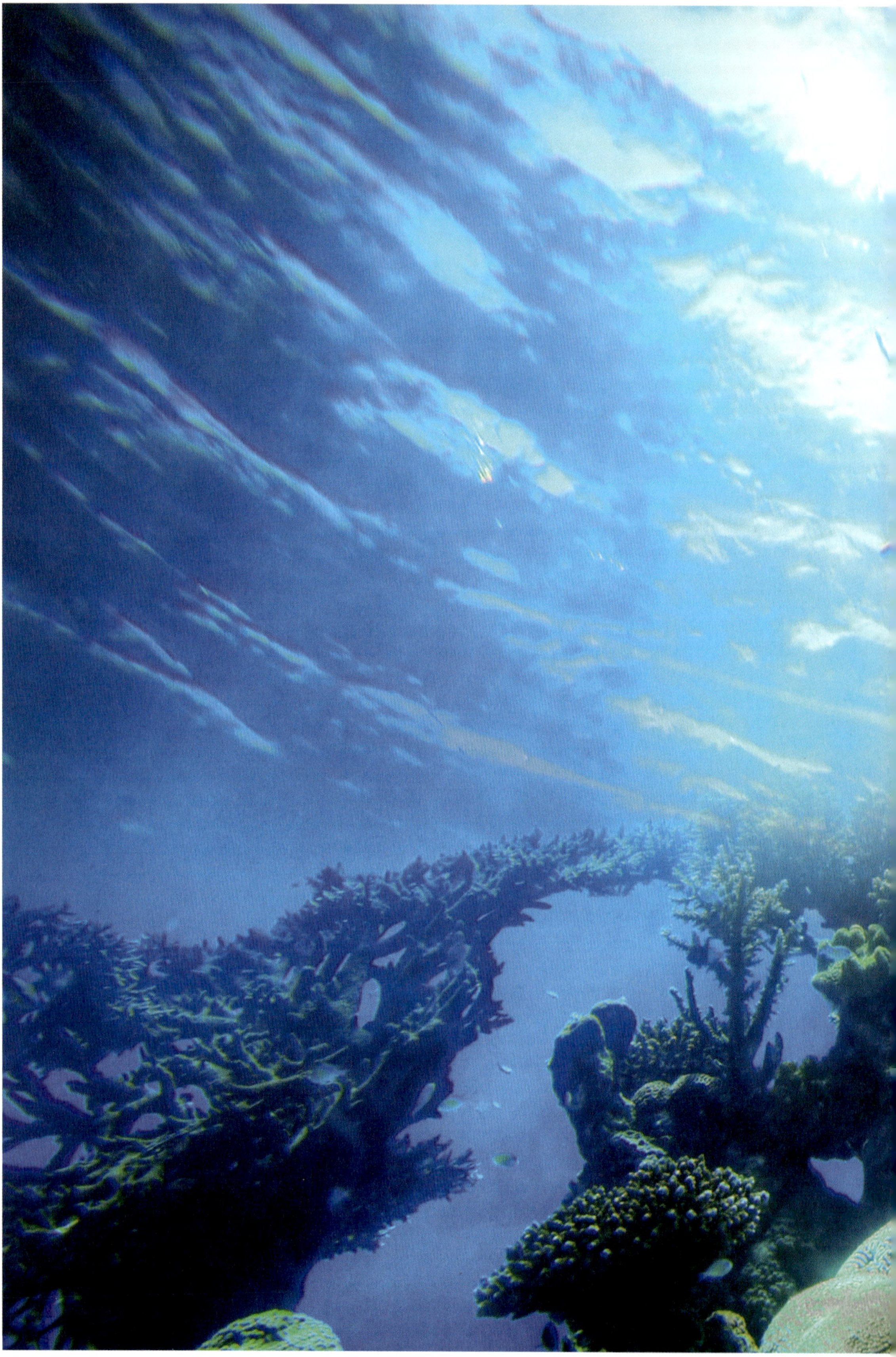

Vorwort

Dr. Ozean: Gesundheit aus dem Meer

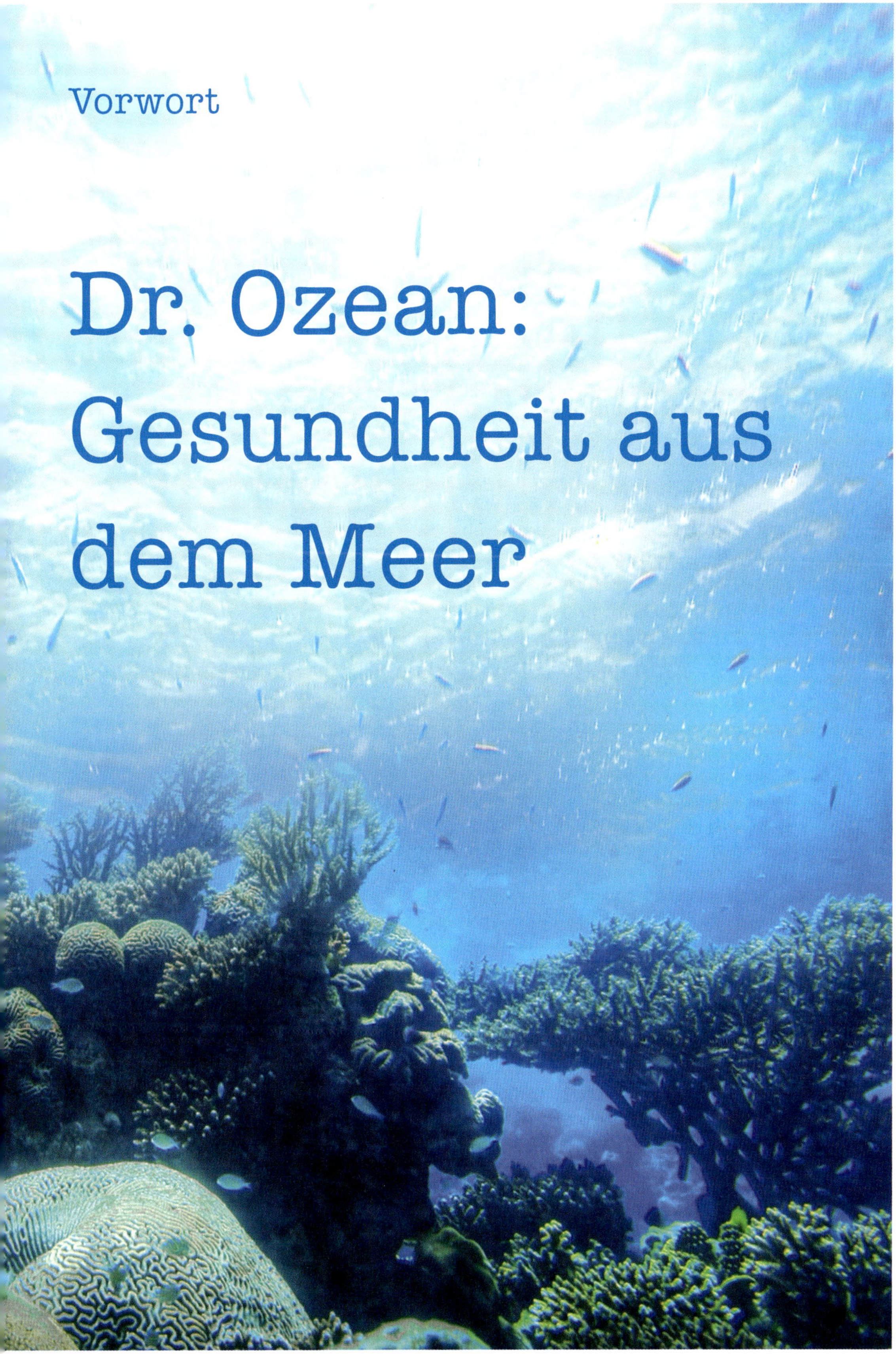

Das Meer ist unser bester Arzt und die beste Apotheke. Es enthält alle therapeutischen Biostoffe, wie sie auch in unseren Apotheken in Form von Pillen angeboten werden. Nur eben in einer Zusammensetzung, die genetisch seit urdenklichen Zeiten unseren Stoffwechsel mitgeformt hat und dem Verwertungssystem unseres Körpers entspricht. Eisen, Zink, Magnesium oder Vitamin B3 als Bestandteile eines hübsch verpackten Kombipräparats haben oft nur eine bescheidene Wirkung, werden teilweise unverwertet mit dem Stuhl oder dem Harn wieder ausgeschieden, weil unser Organismus nicht viel damit anzufangen weiß. Unsere rund 70 Billionen Körperzellen wünschen sich Vitamine, Mineralien, Aminosäuren oder Fettsäuren in genau der Zusammensetzung, in der die Natur sie seit Jahrmillionen unverändert anbietet: in naturbelassenen Lebensmitteln, die uns Landpflanzen liefern. Oder noch besser in der Zusammensetzung, wie sie uns das Meer schenkt.

Denn wir dürfen nicht vergessen: Wir Menschen entstammen ebenso den Ozeanen wie alle anderen Lebewesen und auch alle Pflanzen. Unsere Zellen haben immer noch eine ähnliche Struktur wie jene von Einzellern, Amöben oder Plankton, den Urwesen allen Lebens vor unvorstellbar langer Zeit. Nicht viel hat sich geändert seit Hunderten Millionen Jahren. Die Gesetze unserer mentalen und körperlichen Fitness sind gleich geblieben, die Geheimnisse unserer Gesundheit liegen im Meer verborgen, dem unergründlichen Biotop unserer Herkunft, unserer genetischen Heimat. Auch wenn uns die Pharmawerbung beharrlich einzureden versucht, dass wahre Gesundheit in verlockend farbigen Faltschachteln steckt, feilgeboten in endlos langen Regalen von Drogerien, Supermärkten und Apotheken.

Der pH-Wert, der Säurewert unseres Blutes (und anderer Körperflüssigkeiten), deckt sich mit 7,38 immer noch nahezu identisch mit jenem der Weltmeere. Babys kommen mit diesem Idealwert zur Welt. Doch leider: Fehlernährung führt dazu, dass diese gesundheitsfreundlichen Konzentrationen sinken, Speichel, Blut oder Lymphe werden zusehends saurer. Dadurch kommt es zur Übersäuerung. Eine alkalische, also vorwiegend pflanzliche Kost hält den pH-Wert auf einem physiologisch gesunden Niveau. Wir brauchen dann keine Arztpraxis aufzusuchen, um uns Pillen gegen Übersäuerung verordnen zu lassen. Dies hat die Natur so auch gar nicht vorgesehen.

Leben ist gleichbedeutend mit Wasser. Denn unser Organismus besteht zu mehr als der Hälfte aus Wasser, der Körper neugeborener Babys sogar bis zu 75 Prozent und jede einzelne Körperzelle bis zu 80 Prozent oder mehr.

Das Geheimnis der Meeresdiät

Es gehört zu den unbegreiflichen Wundern der Natur, dass sich seit Urzeiten im Wesen unserer Zellen fast nichts verändert hat. Die Urzellen schwammen vor Milliarden Jahren im Ozean und waren selbst praktisch nichts anderes als Wasser, umgeben von einer hauchdünnen Membran. Heute, nach so langer Zeit, bestehen unsere Zellen immer noch weitgehend aus salzreichem Wasser, und sie schwimmen in der ebenfalls mit Elektrolyten angereicherten extrazellulären Flüssigkeit. Etwas simpel ausgedrückt, gestaltet unser Organismus immer noch Bedingungen in unserem Gewebe, wie sie zu Frühzeiten in Ozeanen herrschten. Deshalb ist eine maritime Ernährung gesünder, ihre Bestandteile werden vom Körper besser und schneller verwertet, und es entstehen weniger Schadstoffe wie z. B. Schlacken oder Säuren.

Außerdem ist die Nährstoffdichte höher, genetisch unserem Verdauungsmechanismus besser angepasst. Dies bedeutet: satt und gesund sein und es auch bleiben mit kleineren Mahlzeiten. Das Geheimnis der Meeresdiät: mehr Eiweiß, Omega-3-Fettsäuren, außerdem mehr Ballaststoffe und weniger Kohlenhydrate. Was uns satt macht, sind meist die üblichen Beilagen wie Kartoffeln, Pommes frites oder Nudeln, die reich an Stärke sind, aber vergleichsweise wenig Biostoffe enthalten. In vielen maritimen Regionen, wie z. B. in Japan, ist Meeresgemüse (Nori, Kelp usw.) traditionell seit Jahrtausenden Hauptnahrungsmittel. Es ist sowohl reicher an Ballaststoffen als auch an Vitaminen und wertvollen Spurenelementen. Der Siegeszug von Sushi (Meeresfisch mit Seetang) dokumentiert den neuen Trend zu Nahrungsmitteln aus dem Meer.

Nahrungsquelle Ozean

- Die Weltmeere bedecken zwei Drittel der Oberfläche unseres Planeten. Sie enthalten 97 Prozent allen Wassers auf der Erde, dabei sind noch nicht einmal fünf Prozent der Ozeane erforscht.

- Die Gesamtmenge Wasser beträgt rund 1,3 Milliarden Kubikkilometer, die durchschnittliche Tiefe 3,7 Kilometer.

- Wir kennen inzwischen rund 230.000 Lebewesen, die in den Weltmeeren existieren. Wissenschaftler gehen aber davon aus, dass mehr als zwei Millionen Tierarten in den Ozeanen leben. Außerdem über 100.000 Pflanzenformen wie Seetang, Seegras, Algen usw.

- Bio-Science-Wissenschaftler sind überzeugt, dass die Weltmeere bei entsprechend fürsorglicher Pflege und Erforschung die Welt besser ernähren könnten als alle Landprodukte, die meist ohnehin aus Massentierhaltung stammen – mit den bestürzenden, nachteiligen Folgen für das Weltklima.

- Die bläulich-grüne Wasserfarbe stammt übrigens von organischen Bestandteilen und Chlorophyll, dem Blattgrün, und dokumentiert den enormen Nährstoffreichtum dieser Salzgewässer.

- Über viele Jahrtausende hinweg war das Meer den Anwohnern als Nahrungsquelle vorbehalten. Als in den vergangenen Jahrzehnten die Lebensmittelindustrie den Zucker und das Salz als Vertriebsvehikel entdeckte, blieben die Meeresanrainer schlank, während die meerfernen Landbewohner statistisch gesehen immer dicker wurden.

- Küstenbewohner in Spanien, Australien, Südostasien oder der Südsee beziehen ihren Jodbedarf aus der Seeluft, die das belebende Spurenelement auf ihre Gaumen- und Zungenschleimhäute trägt. In solchen Regionen ist der Salzstreuer auf dem Tisch weitgehend unbekannt.

- Weil bei uns immer mehr Menschen übergewichtig werden (und sich nahezu alle Schlankheitskuren als unnütz erweisen), richtet sich die Hoffnung der Betroffenen nun mehr und mehr auf den großen Gesundheitsspender Ozean. Zu Recht: Denn schon der Einstieg in die Meeresdiät bringt den Stoffwechsel rasant in Schwung und lässt die Schwabbelpfunde im Eiltempo purzeln.

Meeresprodukte: Iss dich schlank & fit

Die Biosphäre unseres Planeten wird von den Ozeanen beherrscht, sie bestimmen das Klima und sorgen durch Evaporation für immer wiederkehrenden Regen. Weltmeere produzieren unablässig unvorstellbare Mengen an Nahrungsmitteln. Während Landpflanzen stets abhängig von Standort, Regen, Sonne oder Bodenbeschaffenheit sind, wird Meeresgemüse das ganze Jahr über von Wasser umspült, das unendlich reich an Mineralien und Vitaminen ist. Auch Fische oder andere Meeresfrüchte tummeln sich ganzjährig in einem Biostoffmilieu, aus dem sie ihre Nahrung beziehen. Sie werden bekanntlich nie dick, ebenso wie praktisch alle Küstenbewohner. Aus Plankton, der Mikroeinheit des Meeresfutters, baut sich die Nahrungskette der gesündesten Lebensmittel auf.

Kelp
Nori
Kombu
Wakame
Dulse
Hijiki

Carrageen, Irish Moss
Fisch
Muscheln, Austern
Krustentiere
und andere aquatische Tiere

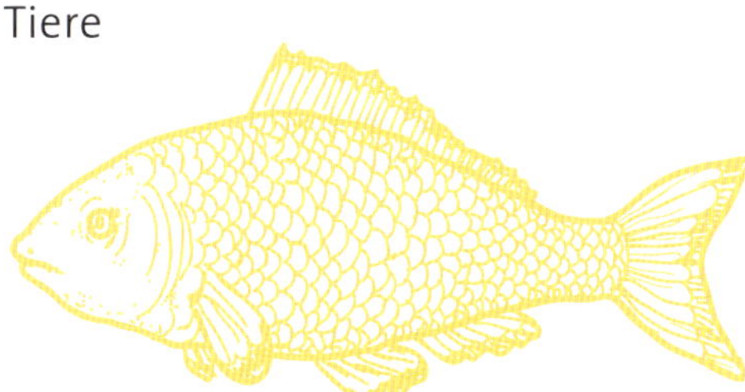

Jedes Küstenland der Erde entwickelt seine eigenen Köstlichkeiten an maritimen Mahlzeiten. Von den eher derben, gehaltvollen Speisen Schottlands bis hin zu den mit aromatischen Gewürzen angereicherten Leckerbissen Asiens. Eine kulinarische Reise ins Meer schenkt uns einen bislang unbekannten Geschmacksreichtum, neue, aufregende Erfahrungen für unsere Sinnesnerven – und dazu auch noch unvorstellbare Heilkräfte aus dem Ozean.

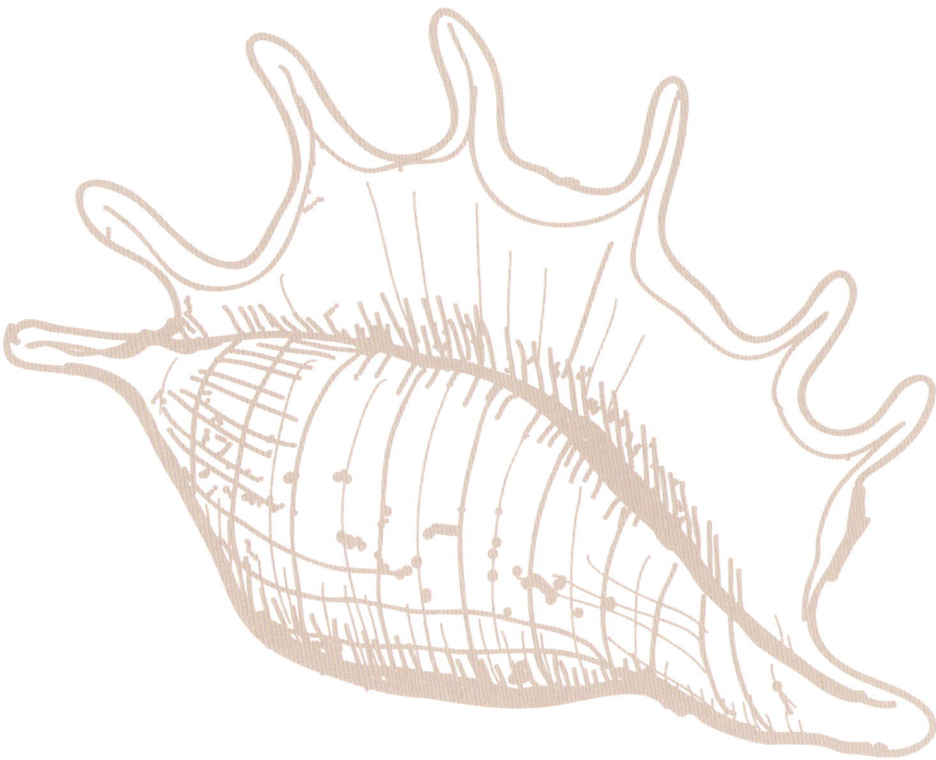

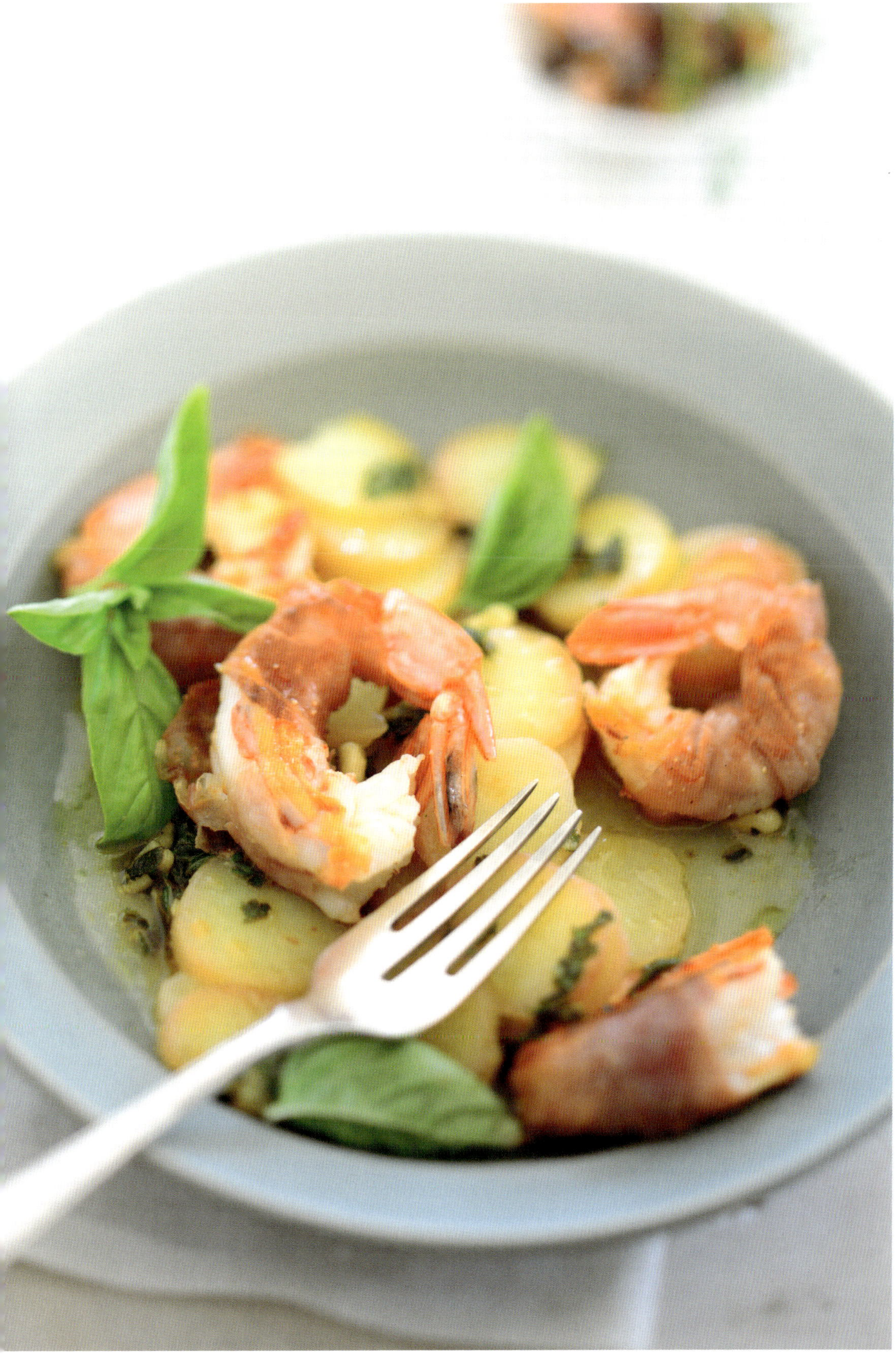

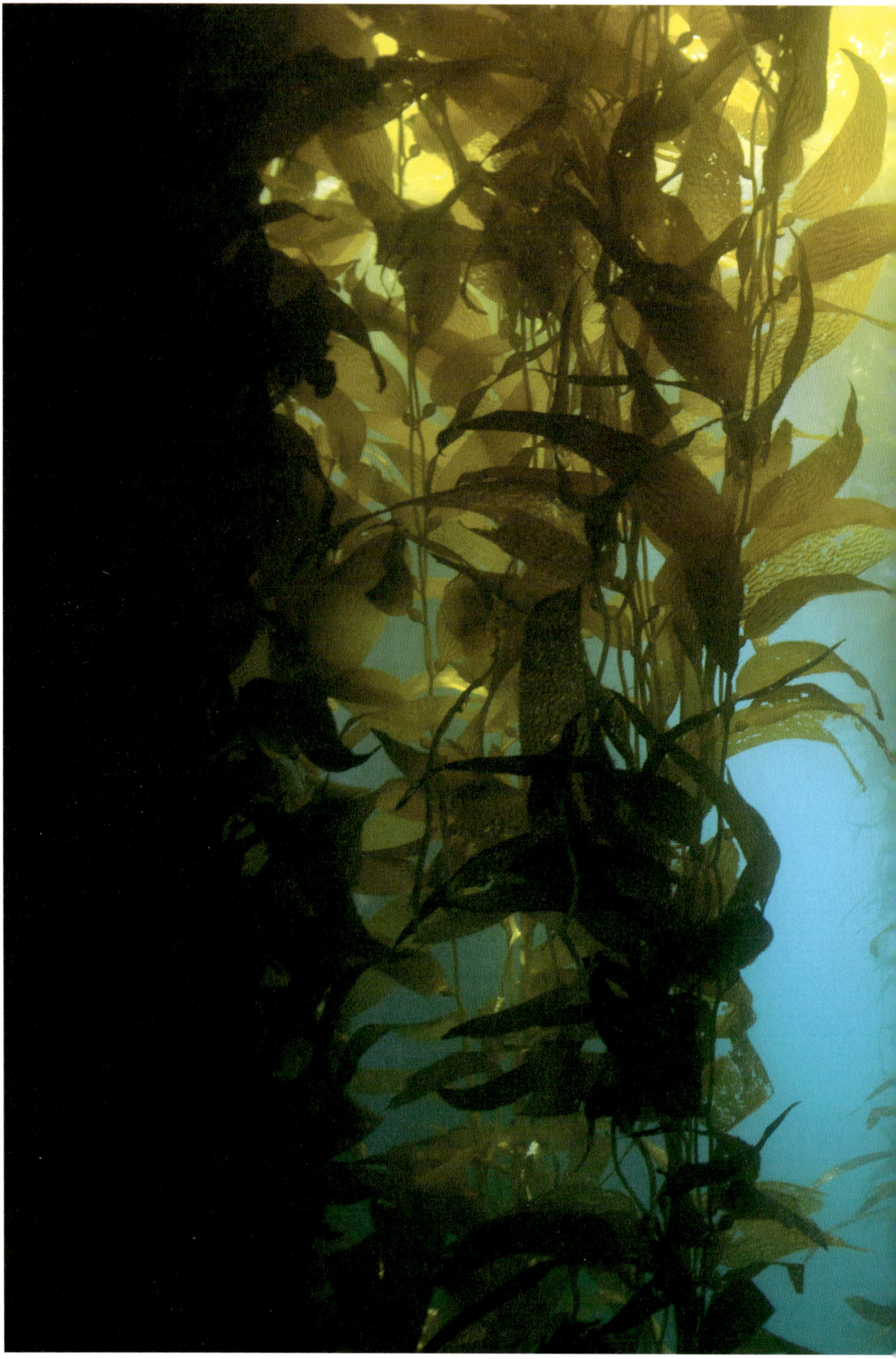

Köstlichkeiten aus dem Meer

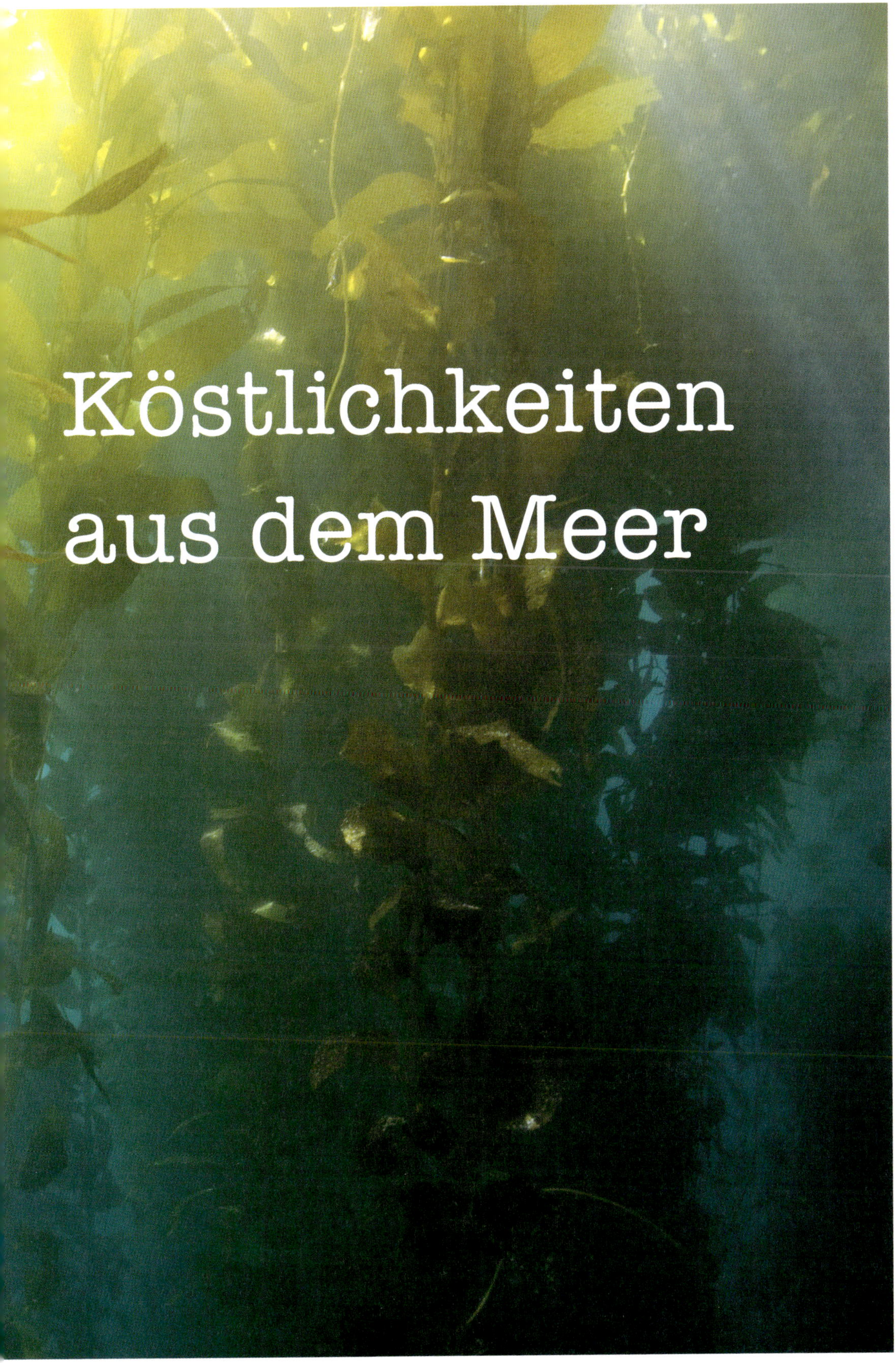

Weitaus faszinierender als die Vielfalt der Fische oder Krustentiere ist die Mannigfaltigkeit von Seegemüse, das erst jetzt allmählich unsere Küchen und auch die Gourmet-Tempel der Sterneköche erobert. Algen, Seegras, Tang oder anderes Meeresgemüse entwickelt in unterschiedlichen Regionen und Klimazonen, Meerestiefen oder Strömungen Tausende Varianten, mit jeweils anderer Zusammensetzung an geschmacksspendenden Inhaltsstoffen, ganz anders etwa als Weintrauben oder Tomaten, die meist gleich schmecken, als Folge ihres genetisch geprägten Stoffwechsels. Hinzu kommt, dass sich Meerespflanzen vielfältig würzen lassen, z. B. zu herrlich-aromatischen Beilagen, die jedes schlichte Reisgericht zu einer wahren Gaumenfreude machen können. Asienurlauber sind immer wieder begeistert davon, wie fantastisch eine einfache Mahlzeit aus Reis und Hijiki schmecken kann – ein eigentlich bescheidenes Familienessen für arme Leute.

Nori

In Japan, Korea und anderen asiatischen Ländern traditionell beliebtes Nahrungsmittel, gleichzeitig einer der besten Schlankmacher der Meere. In Japan werden auf rund 500 Quadratkilometern jährlich etwa 500.000 Tonnen Nori geerntet. Die roten Algen werden an Wassernetzen gezüchtet und von Booten aus betreut. Sie wachsen schnell, brauchen von der Saat bis zur Ernte nur etwa 45 Tage, danach kann weiterhin alle 10 bis 15 Tage geerntet werden. In diesem kurzen Zeitraum reichern die Nori-Algen ihren Reichtum an Mineralstoffen an. Im Handel befinden sich unterschiedliche Qualitäten zu unterschiedlichen Preisen. Die Algen bestehen zu einem Drittel aus Eiweiß und einem Drittel aus Ballaststoffen, eignen sich deshalb ideal für eine Schlankheits- und Schönheitskur.

Bemerkenswert ist der hohe Anteil an dem belebenden Spurenelement Jod sowie an B-Vitaminen, Vitaminen A und K und Eisen. Nori zählt – wie auch andere Algen – zu den wenigen Pflanzen, die das kostbare Vitamin B12 synthetisieren, das sonst nur in tierischer Nahrung enthalten ist. Die Algen werden gerne für die Herstellung von Sushi verwendet, sie werden getrocknet und geröstet, entwickeln dann erst ihren typischen Geschmack und Duft. In Japan werden Reisbällchen damit eingewickelt oder die Nori-Algen werden zerbröselt und über Reis, Suppen oder Salate gestreut.

Kleiner Rezepttipp

Nori mal ganz anders: Dazu gehören zwei Scheiben Räucherlachs, 50 Gramm Weichkäse, zwei Nori-Blätter und eine halbe Avocado. Lachs, Weichkäse und Avocado verquirlen, auf Nori-Blättern verstreichen und zu Rouladen formen.

Wakame

Ein Produkt aus der Braunalge, aromatisch-würzig und deshalb als Geschmacksspender für Suppen, Saucen oder Salate in Asien sehr beliebt. Wakame wächst im Küstenbereich in kaltem, strömungsreichem Wasser. Die Alge ist so etwas wie der Fatburner aus dem Ozean, Wissenschaftler der Hokkaido-Universität in Japan fanden im Jahr 2013 heraus, dass die Wakame-Alge ein seltenes Protein mit der Bezeichnung Fucoxanthin synthetisiert, das stark lipolytisch, also fettschmelzend wirkt. Das Protein stimuliert die Substanz UCP1, die sich im Bauchfett anreichert und für die Fettfreisetzung sorgt. UCP1 gilt inzwischen als eines der potentesten natürlichen Mittel gegen Übergewicht.

Wakame ist auch außerordentlich reich an der kostbaren Omega-3-Fettsäure Eicosapentaensäure und zählt zu den pflanzlichen Nahrungsmitteln mit der höchsten Konzentration an diesen sensiblen Lipiden. Wakame ist auch reich an Kalzium (für stabile Knochen), Jod (Bestandteil der Schilddrüsenhormone), Thiamin (Vitamin B1 für starke Nerven) und Niazin (für lebenswichtige Energieprozesse). In den Küstenregionen des Orients wurde die Alge von Ärzten als Mittel gegen Blutreinigung, für schöne Haut, kräftiges Haar sowie gegen Verdauungsstörungen und Menstruationsbeschwerden verordnet.

Kleiner Rezepttipp

Wie wär's mit einem Wakame-Salat? Man benötigt 50 Gramm Wakame (getrocknet), zwei Teelöffel Sesamöl, zwei Teelöffel Weinessig, einen Teelöffel Honig, den Saft einer halben Zitrone, Sesamsamen, etwas Sojasauce und getrockneten Chili. Wakame in Wasser einweichen, die übrigen Zutaten in einer kleinen Schüssel mixen und über die Algen geben. Etwa eine halbe Stunde ziehen lassen.

Kombu

Auch dieser essbare Seetang ist ein populäres Nahrungsmittel in Asien, er wird zum großen Teil im Küstenbereich von Hokkaido angebaut und geerntet, der zweitgrößten Insel Japans, auf der rund sechs Millionen Menschen leben. Das Seewasser ist dort sehr kalt und damit Voraussetzung für gute Ernteerträge. Kombu hat von allen Meeresalgen den höchsten Jodgehalt, Kombu ist getrocknet, z. B. als Trockenflocken, im Handel, er wird gerne als Grundlage für würzige Suppen verwendet, außerdem als Geschmacksspender für Gemüse, wie z. B. Bohnen. Beliebt ist in Japan (und auch in Korea) das Kauen von Kombu.

Populär ist in Nordostasien auch die süß-saure Zubereitung von feinen Kombu-Streifen als Snack gegen den kleinen Hunger. Eine ideale Zwischenmahlzeit, die mit wenig Kalorien, aber einer wahren Fülle von Biostoffen schnell und anhaltend satt macht. Das Kochwasser von Reis wird oft mit Kombu angereichert und gewürzt. Kombu ist reich an Kalium, das entwässernd wirkt und das Fatburning aktiviert. Nach Meinung von Ernährungswissenschaftlern trägt Kombu, wie auch andere Algen, dazu bei, dass die Küstenbewohner im Nordosten Asiens kaum Gewichtsprobleme haben.

Kleiner Rezepttipp

Eine schmackhafte Kombu-Suppe à la Hokkaido lässt sich rasch zubereiten. Ca. 30 Gramm Kombu in 200 Gramm Wasser 30 Minuten lang kochen lassen. Die Algen herausnehmen und klein schneiden, dann wieder in die Suppe zurückgeben. Je nach Fantasie etwas Gemüse dazutun.

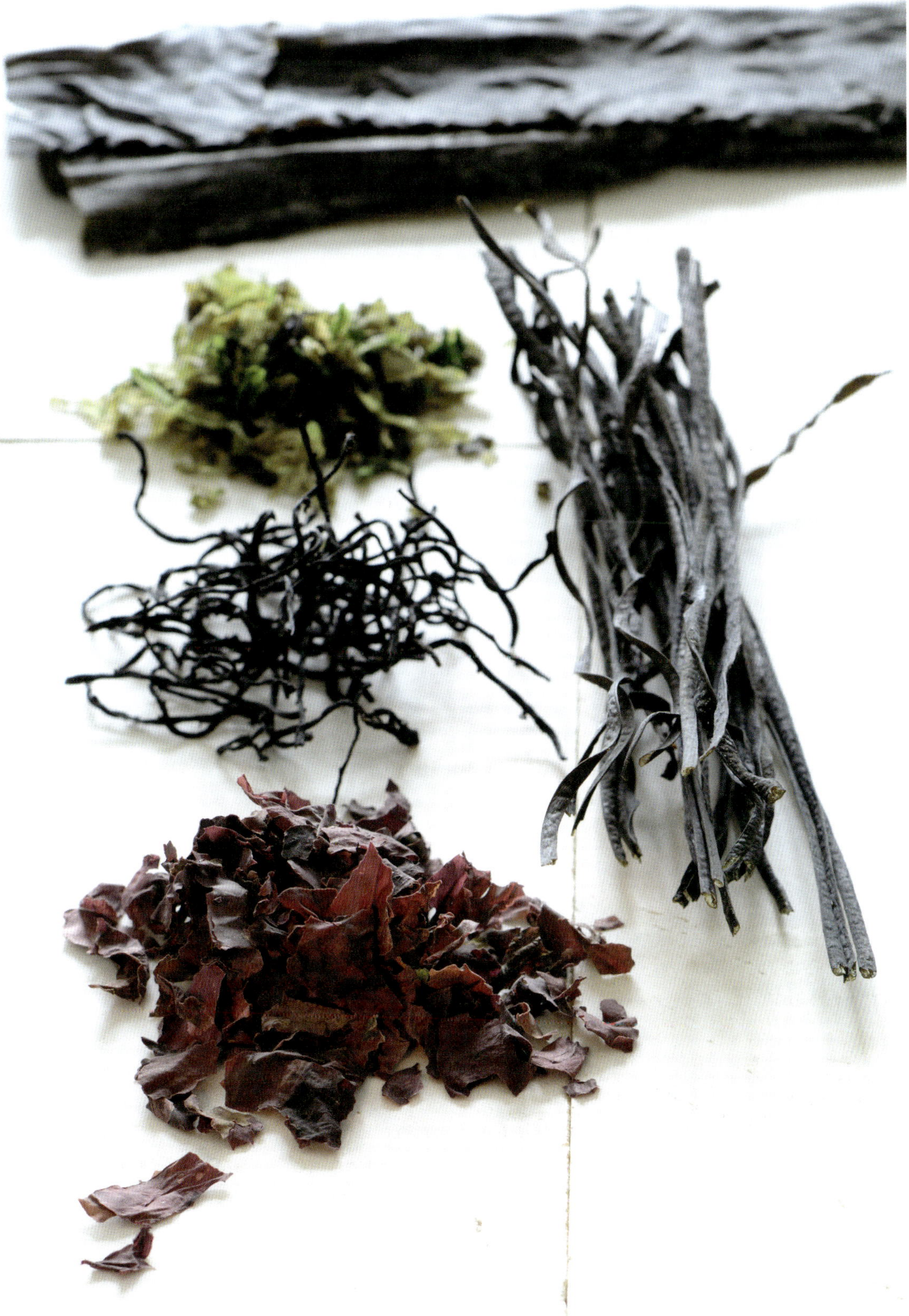

Hijiki

Dieses braune Meeresgemüse wächst wild an felsigen Küsten Japans, Koreas und Chinas, es ist in diesen Regionen seit Jahrhunderten Bestandteil einer gesunden Ernährung. Hijiki ist reich an Ballaststoffen sowie an Mineralien wie Kalzium, Magnesium und Eisen. Der Überlieferung nach hilft Hijiki gegen Verdauungsstörungen und sorgt für das Wachstum von dickem, fülligem Haar.

Geerntet werden die Algen von einem Fischer und einem Taucher bei Ebbe mit einer Sichel. Das Meeresgemüse wird dann gekocht, getrocknet und in Trockenform in den Handel gebracht. Für die Zubereitung wird Hijiki erneut eingeweicht, gekocht und danach mit gewünschten Zutaten wie Sojasauce oder Zucker serviert, z. B. als Beilage zu Reis, Gemüse oder Fisch. Regional kann Hijiki Konzentrationen von organischem Arsen enthalten und deshalb in größeren Mengen gesundheitsschädlich sein.

Kleiner Rezepttipp

Ein kerngesunder Salat aus dem Ozean: 20 Gramm getrockneten Hijiki gut waschen, in Wasser bedeckt 10 Minuten kochen lassen. Aus Sojasauce, Zitronensaft, Olivenöl und Salz ein Dressing anrühren. Hijiki in ein Sieb geben, gut austrocknen, in eine kleine Schale mit Karottenscheibchen und gerösteten Sesamsamen geben. Dressing darüber geben und servieren.

Dulse

Diese Rotalge wächst bevorzugt an den Nordküsten von Atlantik und Pazifik und wurde bereits vor 1.500 Jahren von Mönchen der Küstenklöster geerntet. Dulse ist enorm reich an bioverwertbarem Eiweiß, es enthält alle Mineralien und Spurenelemente, die Menschen für ihren Stoffwechsel benötigen. Die Alge heftet sich an meeresumspülte Felsen, überträgt ihren Reichtum an Biostoffen unmittelbar an die Anwohner und trägt zu deren Gesundheit bei. Geerntet wird bei Ebbe zwischen

Juni und September. Nach dem Ernten werden kleine Schnecken, Reste von Muschelschalen und andere Fremdkörper herausgewaschen und die Algen getrocknet.

Dulse ist in Irland, Island, Kanada und der nördlichen Ostküste der USA sehr populär, und zwar als Nahrungsmittel ebenso wie als Medizin. Man kann die Algen dort im Lebensmittelhandel kaufen, aber auch in Gesundheitsläden. Frische Dulse kann man direkt von Felsen abziehen und verzehren. Sonnengetrocknete Dulse wird oft als Flocken oder Pulver verwendet, in Island etwa als Würzstreue auf dem Butterbrot. Darüber hinaus kann man Dulse im Ofen herausbacken und mit Käse als delikaten Snack servieren. Die Alge ist eine Bereicherung für jeden konventionellen Küchenplan, als Garnierung und Würze für Suppen, Saucen, Salate usw.

Kleiner Rezepttipp

Köstlich – so eine Tofusuppe mit Dulse! Und ganz einfach zuzubereiten. Eine große Tasse Wasser zum Kochen bringen, zwei Esslöffel gewürfelten Tofu, 30 Gramm zerkleinerte Dulse und einen Esslöffel geriebenen Ingwer dazugeben, noch einmal kurz aufkochen – fertig.

Kelp

Diese unvergleichliche Braunalge wuchert seit mehr als 25 Millionen Jahren in Unterwasserwäldern, bei Idealtemperaturen zwischen 4 und 14 Grad Celsius können die Pflanzen bis zu einem halben Meter pro Tag wachsen und 80 Meter lang werden. Allein an norwegischen Küsten erstrecken sich Kelp-Wälder über nahezu 6.000 Kilometer und versorgen unzählige Tiere mit Nahrung. Leider sorgt das Überfischen küstennaher Ökosysteme für einen Abbau von Kelp-Wäldern. Die sensiblen Algen werden zudem massiv von Wasserverschmutzung und Klimaveränderungen bedroht. Größter Kelp-Produzent ist China mit jährlich über 400.000 Tonnen Trockengewicht.

Kelp gehört (wie auch Kombu oder Wakame) zur Wasserpflanzenfamilie der Laminarien. Der Reichtum an Biostoffen ist legendär: Ein Esslöffel Trockensubstanz kann bis zu 35 Milligramm Eisen enthalten – und dies noch in Kombination mit Vitamin C, das die Bioverwertbarkeit des Spurenelements um bis zum 20-Fachen erhöht. Typisch für alle Algen ist die hohe Konzentration an Biostoffen, Kelp zählt darüber hinaus zu den vanadiumreichsten Nahrungsmitteln auf der Erde. Vanadium sorgt für die Funktion des Enzyms Haloperoxidase, das effektiv gegen gram-negative und gram-positive Bakterien sowie gegen Pilze und andere mikrobielle Krankheitserreger wirkt. In Asien sind Kelp-Nudeln sehr populär, als gesündere Alternative für unsere typischen Pastanudeln, die vorwiegend aus Weißmehl hergestellt werden.

Kleiner Rezepttipp

Heute gibt`s einen delikaten Kelp-Gurken-Salat. Dazu brauchen wir eine halbe Tasse gehackten Kelp, eine kleine Gurke (geschnitten), einen Esslöffel Essig, 1/2 Teelöffel Sesamöl, 1/2 Teelöffel Honig, einen Teelöffel Sesamsamen, etwas Schnittlauch. Weil sich Kelp bei der Zubereitung bis zum Fünffachen ausdehnt, sollte man ihn in kleine Stückchen schneiden, waschen und über Nacht stehen lassen. Alle Zutaten gut vermengen, noch einmal 20 Minuten ziehen lassen. Mit Sesamsamen und Schnittlauch garnieren.

Tang, Seegras und andere Meeresgemüse kommen stets nur als kleine Beilagen auf den Teller, also nicht als sättigende Zutaten wie bei uns etwa Kohl. Dies reicht auch völlig aus, denn diese Aquapflanzen haben eine extrem hohe Nährstoffdichte an Eiweiß, Mineralien, Spurenelementen, Vitaminen und vor allem auch an Omega-3-Fettsäuren. Sie sind genetisch an Tiefsttemperaturen nahe an oder sogar im Gefrierbereich angepasst. Deshalb synthetisieren sie in ihren Zellen Tag und Nacht mehrfach ungesättigte Fettsäuren, die Nährflüssigkeiten (oder auch Blut) dünnflüssig halten, sodass sie nicht gefrieren. So können Pinguine selbst bei Temperaturen unter minus 40 Grad Celsius lebensfähig bleiben. Diesen Reichtum an Omega-3-Fettsäuren gibt Meeresgemüse an uns weiter, in weitaus höherer Konzentration als alle an Land wachsenden Pflanzen.

Salicorne

Dies sind Salzpflanzen, die an überfluteten Wattböden von Meeresküsten leben, sie gelten in Asien als besonders nährstoffreiche Delikatesse, werden auch als Queller bezeichnet, weil sie in der Quellerzone zwischen Land und Meer wachsen und oft weit in den Ozean vordringen. Der Europäische Queller wächst im Schlick- und Wattbereich z. B. von Ost- und Nordsee, wird hier auch als Meeresspargel oder Meeresfenchel bezeichnet.

Das Wildgemüse aus dem Meer bildet dickfleischige Stängel mit schuppenartigen Blättern. Der Salz- und Nährstoffgehalt ist beeindruckend. Salicorne war früher das Gemüse armer Küstenbewohner, lieferte die komplette Palette an Natrium, Kalium, Magnesium, Schwefel, Eisen, Zink, Mangan, Jod, Selen, Silizium und anderen Mineralien. Salicorne hat einen leichten Pfeffergeschmack, kann im Salat, in Rohkost oder als dekorative Garnierung gegeben werden.

Kleiner Rezepttipp

Salicorne gibt es in Fischgeschäften oder Fischmärkten. Das Gemüse kurz einweichen, Wasser abgießen, danach gebräunte oder verfärbte Enden der Stängel sorgfältig abschneiden. Eine feine Vinaigrette und etwas Pfeffer, jedoch kein Salz darüber geben. Mit seinem einzigartigen Geschmack ist Salicorne eine Bereicherung und auch Ergänzung einer ozeangeprägten Küche.

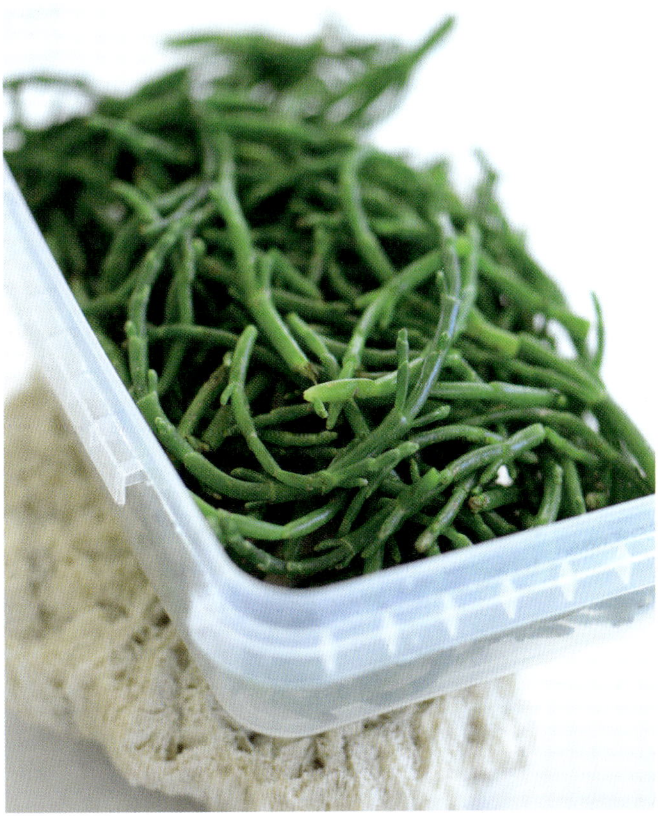

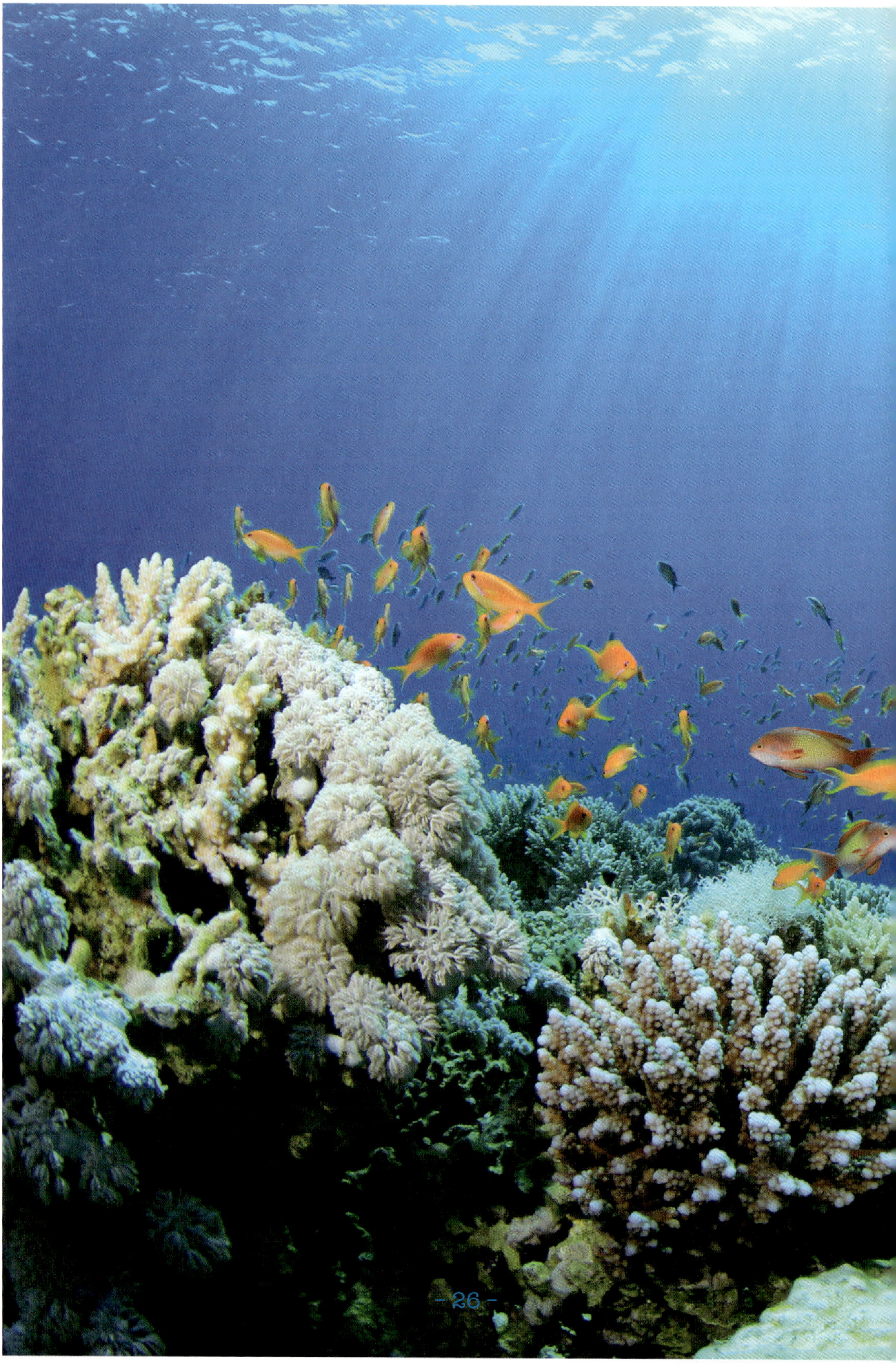

AQUA-HEALTH: EIN LEBEN LANG FIT & SCHLANK

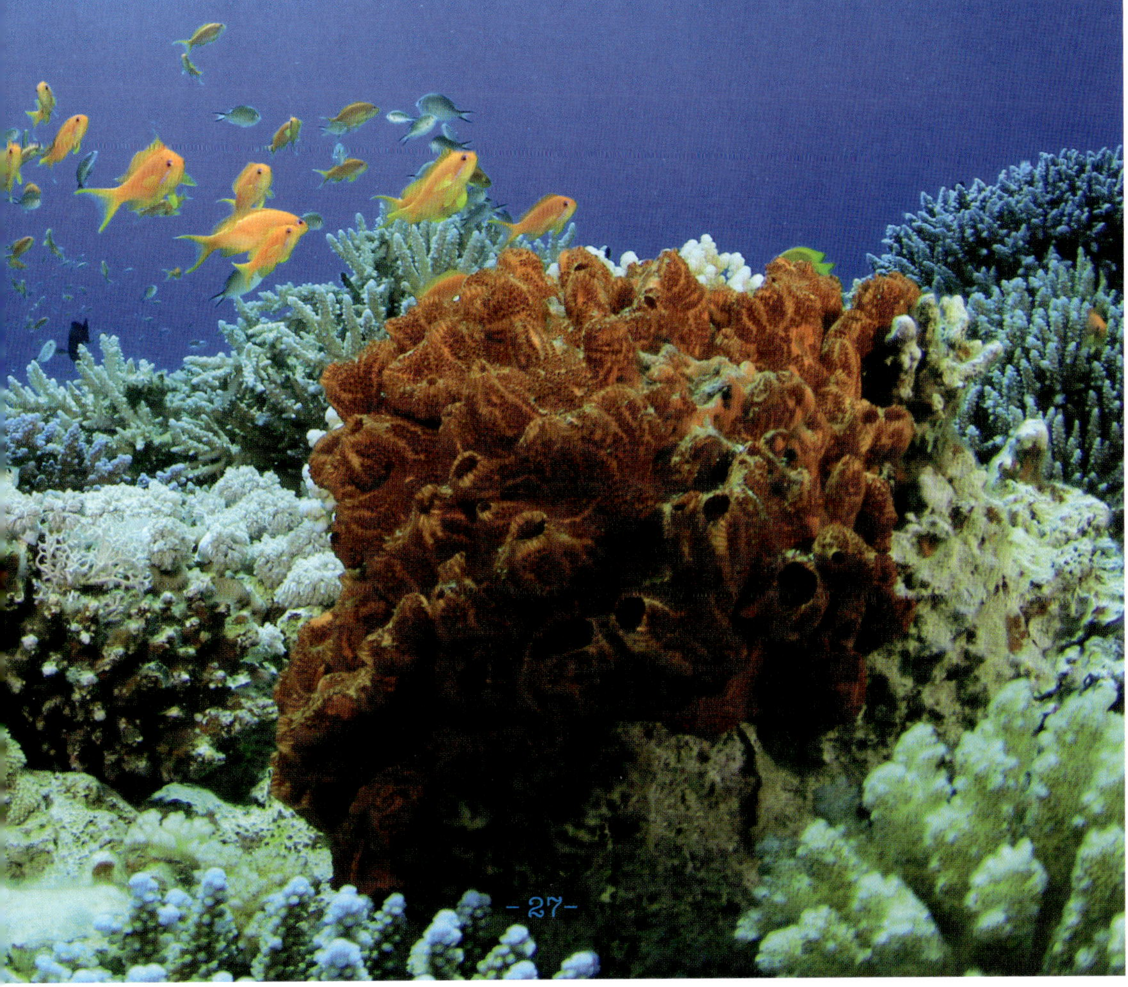

Häufig sind es ganz simple Hinweise, die uns auf eine falsche Ernährung hinweisen: Verstopfung, Durchfall, Stuhlgeruch, Müdigkeit, innere Unruhe, Nervosität, Gereiztheit, Blasenprobleme, rheumatische Beschwerden, trockene Haut und vieles mehr. Unsere Zellen sind nun mal genetisch auf naturbelassene Lebensmittel programmiert. Ihr Lieblingsfutter kommt nicht aus dem Supermarktregal, der Mikrowelle oder der Tiefkühltruhe, sondern aus den paradiesischen Gärten der Natur. Die Umstellung auf Aquakost kann schon innerhalb 48 Stunden Beschwerden lindern und Befindlichkeitsstörungen heilen.

OMEGA 3 – KÖNIGIN DER FETTSÄUREN

Kaltwasserfische wie Lachs, Kabeljau oder Dorsch sind ebenfalls reich an Omega-3-Fettsäuren, doch sie produzieren diesen einzigartigen Biostoff nicht selbst, sondern beziehen ihn ausschließlich aus dem Verzehr von Wasserpflanzen. Nirgendwo sonst als in Omega-3-Fettsäuren dokumentiert sich der einzigartige Reichtum der Weltmeere mehr als im Meeresgemüse. Die Konzentration an diesen mehrfach ungesättigten Fettsäuren übersteigt jene z. B. von Avocado, Nüssen oder irgendwelchen anderen an Land wachsenden Pflanzen bei Weitem.

Omega-3-Fettsäuren sind für unseren Stoffwechsel lebensnotwendig und absolut unverzichtbar. Dies gilt speziell für drei dieser Lipide: Alphalinolensäure (ALA) in unseren Landpflanzen sowie Eicosapentaensäure (EPA) und Docosahexaensäure (DHA) aus Meeresölen. Omega-3-Fettsäuren sind essenziell, das heißt, wir können sie nur sehr begrenzt in unserem eigenen Stoffwechsel herstellen, so z. B. aus ALA. Sie sind langkettig und hoch kompliziert, mit ihrem Aufbau aus Kohlenstoffatomen äußerst verletzlich und schnell durch freie Radikale zerstört. Die im Handel angebotenen Omega-3-Kapseln sind nur bedingt stoffwechselaktiv. Die Fähigkeit körpereigener Synthese sinkt mit zunehmendem Alter. Die beste Quelle von Omega-3-Fettsäuren sind Ozeanpflanzen als Bestandteil der Meeresdiät. Viele Menschen leiden nur deshalb unter Beschwerden, Krankheiten oder Übergewicht, weil ihnen diese unverzichtbaren

Lipide fehlen. Von erheblicher Bedeutung für unsere Gesundheit ist das Verhältnis von Omega-3- zu Omega-6-Fettsäuren.

3 ODER 6 – WAS SIND DIE UNTERSCHIEDE?

- Diese Lipide sind lange Kohlenstoffketten, die durch Doppelbindungen, vergleichbar mit feinen Brücken, verbunden sind. Die Bezeichnungen Omega 3 und Omega 6 beziehen sich auf die Lage dieser Verbindungen. Je mehr dieser Bindungen vorhanden sind, desto flexibler und flüssiger ist die Fettsäure. Einfach ungesättigte Fettsäuren (z. B. in Oliven) enthalten weniger Doppelbindungen als mehrfach ungesättigte Fettsäuren (z. B. in Fischölen).

- Alle Fettsäuren werden enzymatisch für den Stoffwechsel zerlegt und aufbereitet, zu unterschiedlichen hormonähnlichen Botenstoffen (z. B. Prostaglandinen) mit ebenso unterschiedlichen Eigenschaften.

- Omega-6-Fettsäuren stecken vorwiegend in Fleisch, Käse, Butter und anderen tierischen Produkten, Omega-3-Fettsäuren in Leinöl, Rapsöl, Hanföl, fettem Kaltwasserfisch – und eben vor allem in Algen und anderem Meeresgemüse.

- Prostaglandine sind Immunsubstanzen, die in unserem Organismus jeweils am Ort einer Entzündung oder einer anderen Bedrohung entstehen (z. B. nach einem Mückenstich oder einem allergischen Angriff). Sie werden nahezu elektronenschnell in sogenannten Mastzellen an Gefäßinnenwänden produziert und sorgen für einen massiven Zustrom an Blut. Dies hat die Natur fürsorglich so eingerichtet, damit Krankheitserreger möglichst schnell über Blut und Lymphe ausgeschwemmt werden. Deshalb bilden sich Schwellungen und Rötungen, wenn z. B. unsere Haut trocken, rissig und mikrobiell infiziert ist.

- Prostaglandine entstehen und sterben innerhalb von Sekunden am Ort ihrer Synthese. Deshalb kann man sie nicht messen und therapeutisch darauf reagieren. Typische Fleischesser sind weit häufiger von Entzündungen betroffen als Vegetarier oder Fischfans. Entzündungen treten bei ihnen häufiger und stärker auf, halten länger an und klingen oft nur schwer ab. Typisch dafür sind Autoimmunerkrankungen wie Lupus, Morbus Crohn usw., die immer wieder durch gesättigte Fettsäuren in Fleisch, Hackfleisch, Wurst, Käse usw. gespeist werden.

- Viele Menschen leiden, speziell wenn sie älter werden, an einem chronischen Entzündungsmilieu. Ärzte wissen darauf oft keinen Rat, behandeln lediglich Symptome. Ursache ist ein oft katastrophales Verhältnis von Omega-3- zu Omega-6-Fettsäuren.

- Ideal ist ein Verzehrverhältnis von Omega-6- und Omega-3-Fettsäuren von 4 : 1 oder noch weniger. Doch davon können wir typischen Konsumenten von Supermarktprodukten nur träumen. Mit all den Fleisch- und Fettprodukten aus Regalen oder Tiefkühltruhen beträgt die wissenschaftlich dokumentierte Ratio meist 15 : 1 bis 20 : 1 oder mehr. Damit wird schon klar, dass sich in unserem Gewebe ein bedrohliches Entzündungsmilieu aufbaut, das oft kaum mehr beherrschbar ist.

- Am gesündesten leben die Japaner als Meeresanrainer mit einem Verhältnis von 4 : 1 bis 6 : 1, wir Deutschen zählen (gemeinsam mit den US-Amerikanern) zu den Konsumenten von bis zu 25-mal mehr Omega-6- als Omega-3-Fettsäuren. Da kommt es zwangsläufig zu Beschwerden und Krankheiten, Übergewicht und Allergien.

- Doch Gottlob: Da gibt es ja noch Dr. Ozean mit all seinen natürlichen Heilkräften und seiner unvergleichlichen Meeresdiät. Also: Einfach mal umsteigen auf eine völlig neue, erfrischend-moderne Ernährungsweise, die fit und schlank macht – und dazu auch noch gut schmeckt!

ROGEN & KAVIAR: BIO-POWER PUR

Man kann Fischrogen vielleicht am besten mit Propolis vergleichen, der hoch konzentrierten Nahrung der Bienenkönigin. Traditionell gilt die Bezeichnung Kaviar ausschließlich für den Rogen des Wildstörs im Kaspischen und Schwarzen Meer, wie z. B. Beluga- oder Sevruga-Kaviar. Beluga erzielt wegen seiner weichen, außerordentlich großen Eier hohe Preise, Farben reichen von Silbergrau bis Schwarz.

Die Nachfrage und der zeitweise Verbot der Kaviarproduktion, beispielsweise in Russland, haben dazu geführt, dass auch andere Rogensorten weltweit in den Handel kamen, z. B. die Eier von Weißfisch oder dem nordatlantischen Lachs. Der ebenfalls beliebte rote Kaviar stammt vorwiegend von Lachsen aus dem Pazifik, dem Atlantik oder auch von Flusslachsen.

Kaviar ist sehr empfindlich gegenüber freien Radikalen, wichtige Inhaltsstoffe werden bei offener Lagerung schnell zerstört. Hingegen ist der im Handel befindliche pasteurisierte Kaviar länger haltbar. Fischrogen ist enorm reich an Mineralstoffen und Vitaminen, ein Teelöffel liefert den Tagesbedarf an Vitamin B12. Kaviar ist einer der reichsten Lieferanten von Omega-3-Fettsäuren, ein Esslöffel des Rogens enthält ein ganzes Gramm des kostbaren Fettstoffs. Außerdem 60 Milligramm Phosphor, 30 Milligramm Kalium, 45 Milligramm Kalzium sowie hohe Konzentrationen an den Vitaminen B1, B2, B3, Folsäure, A, C und D.

VITAMIN D3 FÜR FESTE KNOCHEN UND STARKE NERVEN

Viele Menschen leiden unter Beschwerden, weil ihnen dieses hormonähnliche Vitamin fehlt. Typische Warnsymptome sind:

- Zahnausfall
- Osteoporose
- Sehschwäche
- vergrößerte Gelenke
- Nervosität
- Schlafstörungen
- Leistungsschwäche
- Alterserscheinungen

Ursache entsprechender Defizite ist vor allem Sonnenmangel. Nach einer achtminütigen und 150 Millionen Kilometer langen Reise durch das Weltall landen die Photonen der Sonne auf unserer Haut und stimulieren in Hautzellen die Synthese von Vitamin-D-Molekülen (Cholecalciferol). Bis so ein Molekül erwachsen ist, dauert es ein bis zwei Tage, danach wandert es über Blutbahnen zu den Körperzellen und schlüpft (weil es fetthaltig ist) ohne groß anzuklopfen durch die Schutzhülle ins Innere der Zelle und auch noch gleich durch die innere Membran des Zellkerns, wo es sogleich in den Genen Vitalimpulse auslöst, z. B. für das Fatburning oder das Verjüngen von Körperzellen.

Wir modernen zivilisierten Menschen halten uns gerne in geschlossenen Räumen auf, gehen wenig ins Freie und ins Tageslicht und entdecken die sonnige Außenwelt (z. B. von Urlaubsgebieten) am liebsten vor dem Bildschirm. Deshalb fehlt uns dieses Vitamin, und wir werden krank und dick. Auch Fische tanken oft wenig Sonnenlicht, produzieren aber dafür – so hat es die Natur eingerichtet – ihr Vitamin D_3 oft selbst im eigenen Stoffwechsel. Bislang gingen Bio-Science-Wissenschaftler davon aus, dass Kaltwasserfische, wie Makrele oder Lachs, mit ihrem lipidreichen Fleisch die besten Cholecalciferol-Lieferanten sind. Zum Erstaunen der Meeresbiologen stellt sich nun aber heraus, dass auch Tang und Seegras diesen unvergleichlichen Stoff in ihren Pflanzenzellen synthetisieren.

NATÜRLICHES JOD FÜR DIE SCHILDDRÜSE

Dass Küstenbewohner meist beneidenswert schlank sind, verdanken sie u. a. dem Reichtum an Jod in Fischen und Meeresgemüse, aber auch den Jodmolekülen, die die Seebrise weit ins Land hineinträgt. Zellphysiologen sind überzeugt davon, dass es ohne die reiche Jodquelle aus den Ozeanen kein oder nur beschränktes Leben auf der Erde gäbe. Jod ist als Bestandteil der Schilddrüsenhormone der Zündstoff allen Lebens, Initialzündung für Stoffwechselreaktionen. Jodmangel bedeutet gebremste Zelltätigkeit, ohne das Spurenelement sinkt die Stoffwechselrate ab –

auf 90, 80, 70 oder noch weniger Prozent. Die ersten Warnhinweise sind Müdigkeit, innere Unruhe, Abgeschlagenheit, Erschöpfungszustände, Kälteempfindungen, trockene Haut, Haarausfall, Pulsjagen und vor allem auch Übergewicht. Bei Jodmangel zwingt uns die fürsorgliche Natur gewissermaßen zu Ruhe und einem defensiven Stressverhalten, weil sie verhindern möchte, dass wir mit schlecht ausgerüsteten Körperzellen in Risiken hineingehen und Herausforderungen annehmen, denen wir derzeit nicht gewachsen sind.

Jodmangel ist weit verbreitet, nur etwa jeder zehnte Deutsche ist ausreichend mit Jod versorgt. Dies liegt zum Teil daran, dass unsere Agrarflächen arm an dem kostbaren Spurenelement sind. Gletscherwasser haben nach der Eiszeit die Böden ausgewaschen und mit ihnen hohe Konzentrationen an Mineralstoffen. Chronischer Jodmangel führt zu einer Größenzunahme der Schilddrüse, dem Kropf, weil die kleine Drüse sich sehr anstrengt, noch die letzten Jodteilchen aus dem Blut zu saugen. Noch Ende des letzten Jahrtausends hat es bei uns bis zu 100.000 Kropfoperationen pro Jahr gegeben. Der Vertrieb von mit Jod angereichtem Salz bzw. Meersalz lindert neuerdings Joddefizite bei vielen betroffenen Menschen. Schon vor 4.000 Jahren verordneten chinesische Ärzte bei vergrößerter Schilddrüse Meeresalgen oder Schwämme erfolgreich als Heilmittel.

FISCH, SHRIMPS & Co.: EIWEISS OHNE GESÄTTIGTE FETTSÄUREN

Das Meer produziert verhältnismäßig geringe Mengen an gesättigten Fettsäuren, Meeresfrüchte sind dafür reich an wertvollen ungesättigten Fettsäuren. Im Gegensatz zu warmblütigen Landtieren verbrauchen sogenannte aquatische Ectotherme wie Fische oder Krabben wenig Energie, um eine Körpertemperatur von knapp über 37 Grad Celsius aufrechtzuerhalten. Zum Beispiel haben Schweine oder Rinder einen bis zu zehnmal höheren Energieaufwand als Fische, insbesondere dann, wenn sie bei Niedrigtemperaturen in Massentierhaltungen dahinvegetieren. Diese Tatsache, und dass sie mit Hormonen und kalorienreichem Futter hochgepäppelt werden, führt dazu, dass sie mehr gesättigte Fettsäuren speichern. Tierisches Protein ist deshalb oft extrem hoch mit Triglyzeriden angereichert, die schon eine Stunde nach einer Mahlzeit zielstrebig in unserem Bauch- und Hüftspeck landen.

Und es gibt noch ein wichtiges Argument für Fisch und andere Meeresfrüchte als Alternative für Fleisch: Makrelen, Hering, Heilbutt oder Kabeljau beziehen bis zu 20 Prozent ihrer Energie aus der Verwertung von Proteinen, weil sie weniger Ammoniak (ein Endprodukt des Eiweißabbaus) zu weniger toxischen Substanzen wie Harnsäure oder Harnstoff umbauen. Dementsprechend brauchen Fische weniger Energie, um Stickstoffabfälle ihres Stoffwechsels auszuscheiden. Dies alles führt dazu, dass Meeresprodukte weitgehend fettfreies, gesundes Eiweiß produzieren, vergleichbar mit dem pflanzlichen Eiweiß aus Landprodukten. Omega-3-Fettsäuren und Protein von höchster bioverwertbarer Qualität sind das ultimative Angebot für unsere mentale und körperliche Fitness.

WARUM FISCHE NIE DICK WERDEN

Seit Hunderten Millionen Jahren hat es noch nie einen Meeresfisch mit Übergewicht gegeben. Dies wäre auch zellbiochemisch unmöglich, denn Fische ernähren sich ausschließlich von lipolytischen, also fettschmelzenden Lebensmitteln. Dies können wir ihnen nachmachen. Was immer hinter Kiemen von Fischen verschwindet, wird zu Energie verwertet und nicht – wie es bei uns oft der Fall ist – in Milliarden Fettzellen als Speckpolster gehortet oder als Säuren und Schlacken im Bindegewebe gespeichert. Das Fatburningrezept der Fische: Eiweiß, Omega-3-Fettsäuren, Sauerstoff, jede Menge Vitamine, Mineralien und Spurenelemente.

Basis der Nahrungskette für Fische ist Plankton, winzige Kleinstlebewesen, die mit bloßem Auge oft gar nicht zu erkennen sind. Diese im Wasser schwebenden und von Strömungen getriebenen Minitierchen bilden in ihrer Gesamtheit rund 98 der Biomasse der Meere. In unseren

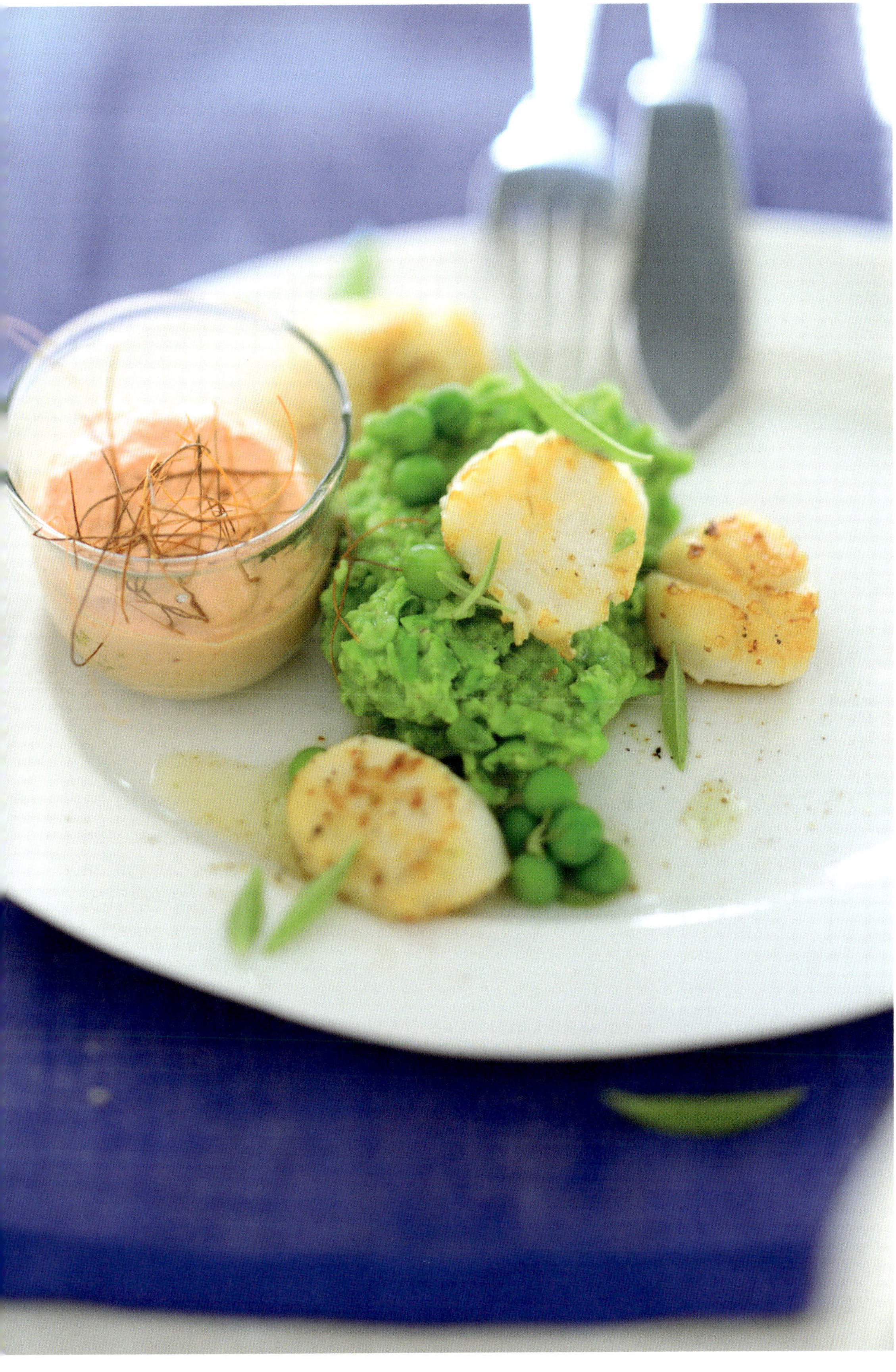

Ozeanen existieren Hunderttausende unterschiedliche Planktonarten, von ihnen leben im Prinzip alle Fische. Während unser menschlicher, Junk-Food-verwöhnter Organismus von Schlacken, Säuren, Proteinmüll, unnützem Fett und Wasser strotzt, schleppen Ozeanfische kein einziges Molekül derartigen Ballasts mit sich herum. Dies sollte auch unser Ernährungsziel sein. Nichts hilft uns dabei mehr als die Meeresdiät. Wir können von jeder Makrele, jedem Krill-Tierchen oder jeder Muschel lernen, wie man gesund und schlank wird und es auch bleibt.

HEILSAME LIPIDE AUS DEM OZEAN

Die gesättigten Fettsäuren aus Fleisch, Wurst oder Käse sind im Grunde nichts anderes als das Heizöl in unseren Kellertanks, sie warten geduldig darauf, aus unseren Adipozyten befreit und zu Energie verheizt zu werden. Sie machen 98 Prozent des Gesamtfetts in unserem Körper aus, spielen aber in unserem Stoffwechsel selbst keine Rolle. Hier herrschen die ungesättigten Fettsäuren, die hungrig sind nach Stoffwechselverbindungen, stets quicklebendig und darauf aus, Kreislauf und Geist in Schwung zu bringen.

Runter mit den Fettpolstern

Omega-3-Fettsäuren verbessern den Blutfluss zu den Muskeln und aktivieren Enzyme für den Transport von Glyzeriden in die Mitochondrien (die Brennkammern). Außerdem aktivieren sie den Transfer von Sauerstoff, der für die Oxidation der Fettsäuren unabdingbar ist. Wissenschaftler erklären, dass ein gesunder Herzmuskel im Laufe von Wochen ganz alleine einen Fettbauch abschmelzen kann. Eine einzelne Herzmuskelzelle eines Erwachsenen, der sich gesund ernährt, verfügt über 1.000 Mitochondrien, die bei ausreichender Sauerstoffversorgung erhebliche Mengen an Fettmolekülen zu Körperenergie verwerten können. Omega-3-Fettsäuren hindern bestimmte Lipogene, also fetteinbauende Enzyme daran, Kohlenhydrate zu Triacylglycerolen umzubauen, den Speicherfettmolekülen.

Je mehr Omega-3-Fettsäuren sich nach einer Mahlzeit im Nahrungsbrei befinden, desto weniger Depotfett wird daraus gewonnen. Stattdessen werden erhebliche Mengen an Lipiden und auch Cholesterin gebunden und über den Stuhl ausgeschieden. Ohne die mehrfach ungesättigten Fettsäuren wird auch die zellinterne Produktion von Adenosintriphosphat (ATP) gedrosselt, der eigentlichen Energiewährung unseres Organismus. Aus diesen Gründen macht eine an gesättigten Fettsäuren reiche Kost müde und antriebsarm, während eine Omega-3-reiche Ernährung vitalisierend wirkt. Die hochwertigen Fettsäuren tragen als sogenannte Phospholipide auch dazu bei, die feinen Membranschutzhäutchen unserer Zellen abzudichten. Bei Omega-3-Mangel werden diese Häutchen porös, Wasser tritt ins angrenzende Gewebe aus, die Zellen verlieren an Leistungskraft und verbrennen weniger Fett. Typisches Warnsymptom: trockene, rissige Haut.

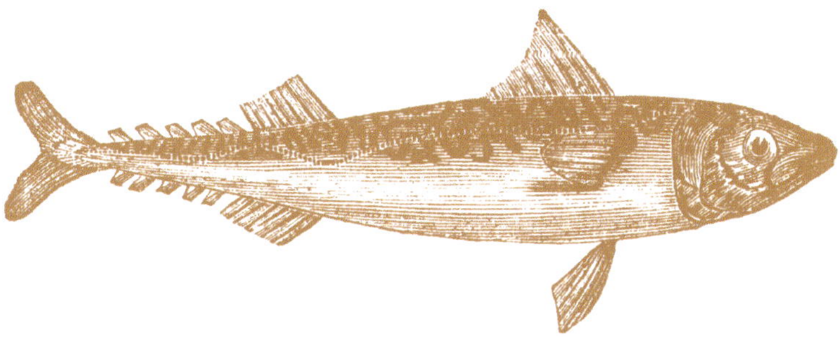

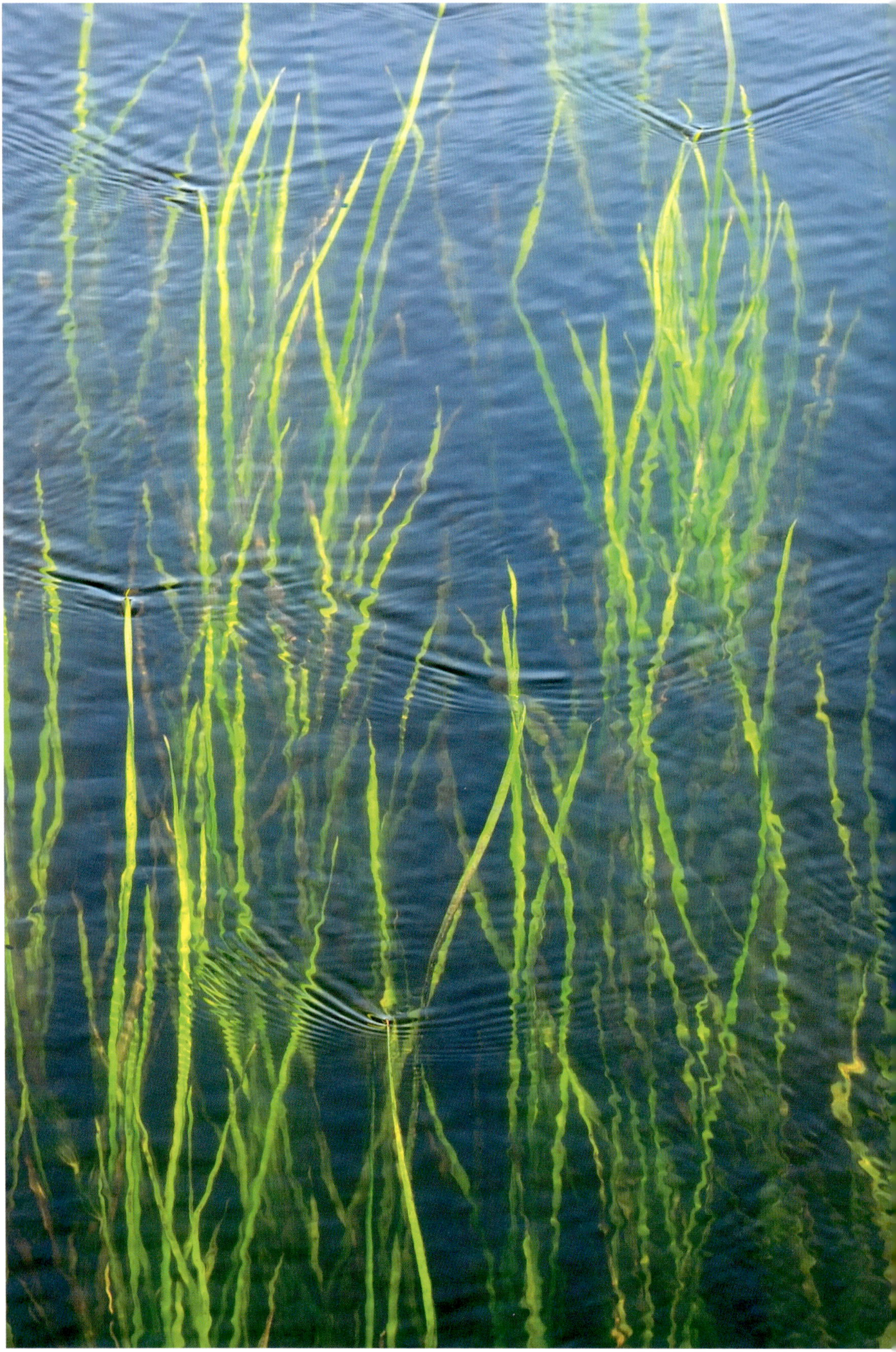

Jung bleiben mit Meeresprodukten

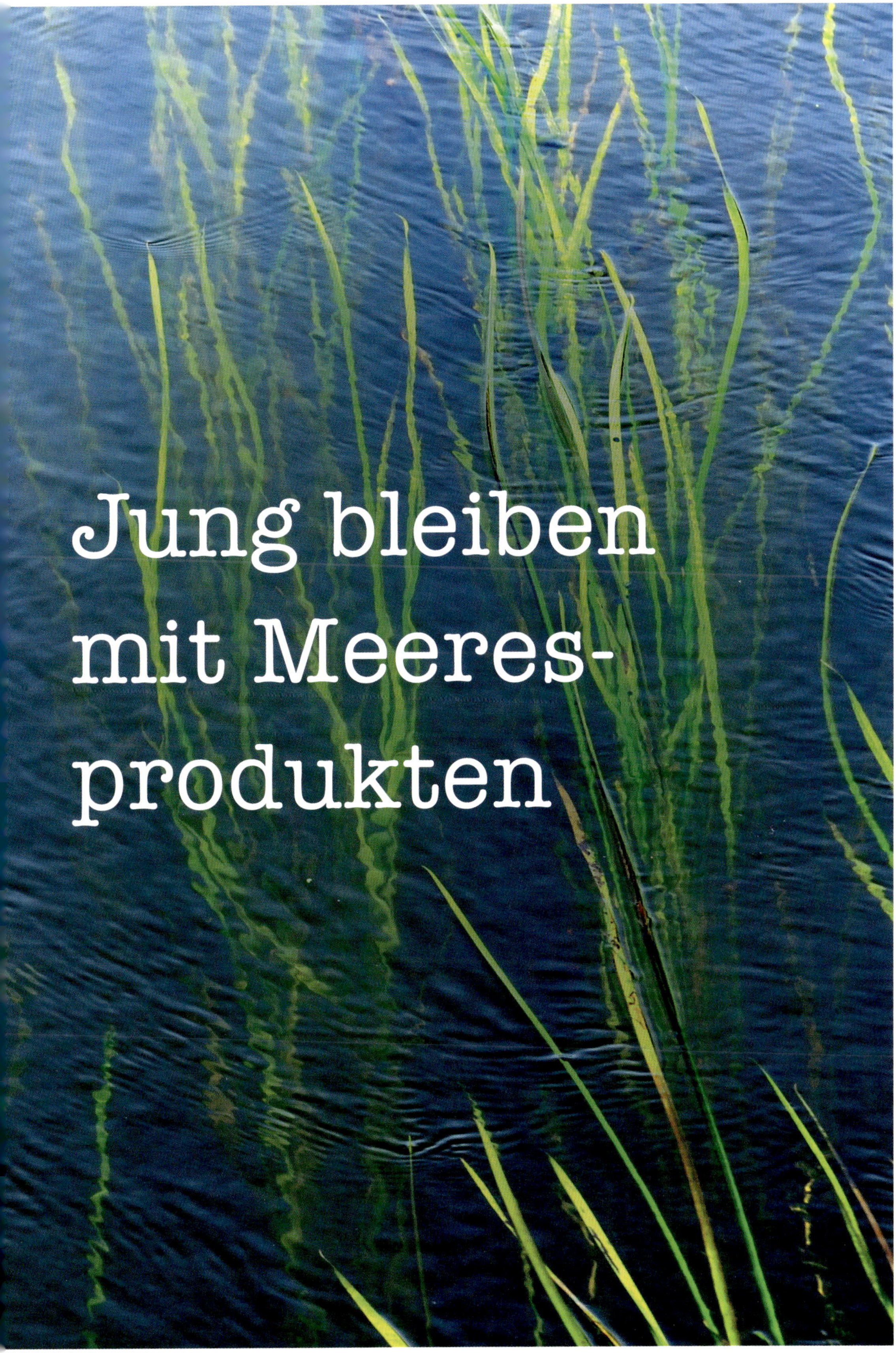

FRUCHTSÄUREN FRESSEN BODYFAT

Zum Beispiel Apfelsäure, Salicylsäure, Oxalsäure, Gluconsäure oder Citronensäure, die in pflanzlichen Nahrungsmitteln stecken und Schleimhautzellen im Magen zur Produktion von Salzsäure aktivieren – Voraussetzung für eine bessere Vorverdauung von Eiweiß. Ohne etwas Obst, Gemüse oder Algen werden Nahrungsproteine nur unvollständig verdaut. Sogenannte Parietalzellen im Magen synthetisieren einen Magensaft mit pH-Werten zwischen 1,5 und 3,5, der so ätzend sein kann, dass er Löcher in einen Teppich brennen könnte. Für den Schutz vor einem entsprechenden Säureangriff auf die Magenschleimhaut sorgt eine dicke alkalische Schleimschicht, die die Säure neutralisiert. Der Magensaft besteht aus Hydrochlorsäure, Kaliumchlorid und Natriumchlorid. Er denaturiert Proteine, bricht deren gefältelte Molekülstruktur auf, sodass Enzyme wie Pepsin Aminosäuren endgültig zersetzen können, in einem Stoffwechselprozess, der als Proteolysis gekennzeichnet wird.

Bei der Meeresdiät funktioniert dieser Fatburningprozess in absoluter Vollkommenheit. Alle Fische oder andere Meerestiere verdanken ihm die Tatsache, dass sie kein einziges Molekül unnützes Fett ansetzen. Interessant dabei: Bereits in der allerersten Verdauungsphase – wenn wir etwa gerade einen Bissen Reis mit Nori verzehrt haben – mischen sich Chlorid- und Wasserstoffionen in sogenannten Canaliculi. Dies sind Minikanälchen, die die Magenschleimhaut erweitern, sodass mehr verdauungsfreundliches Ionenpotenzial entsteht. Jetzt erreicht der Magensaft seine höchste Säurekonzentration, etwa drei Millionen Mal höher als im arteriellen Blut, die Nahrung wird optimal verdaut und verwertet. Zum Mittagessen reicht bei der Meeresdiät eine Mahlzeit aus 50 Gramm Reis, 30 Gramm Algen, fünf kleinen Shrimps und einem würzigen Dip – wo es vorher womöglich eine Mammutpizza extra large mit Salami und Käse sein musste, die stundenlang im Magen liegt.

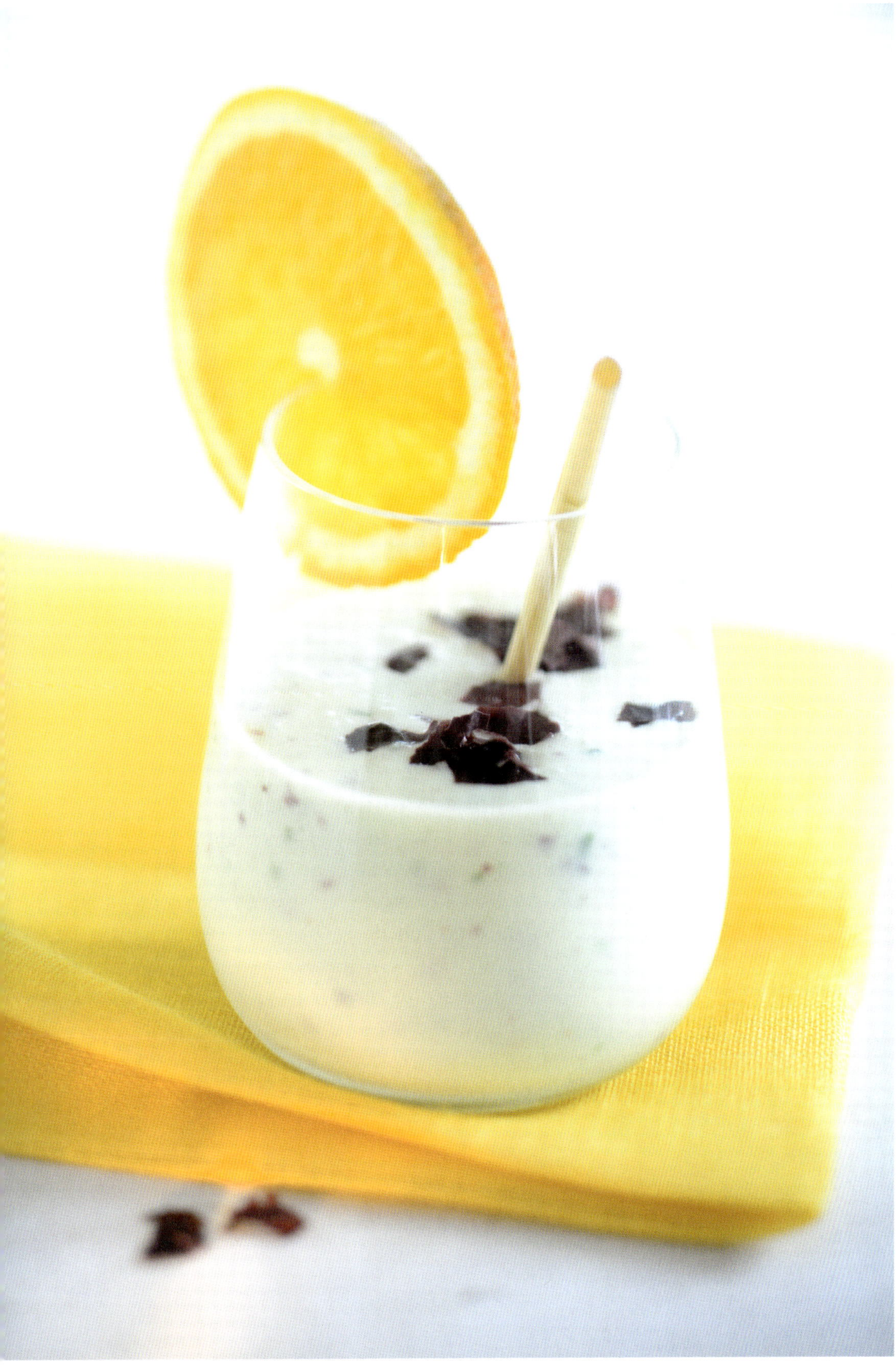

DIE BESTEN AMINOS KOMMEN AUS DEM SALZWASSER

Was immer in der Wasserwelt der Meere als Nahrung dient, wird auch restlos verdaut und verwertet. Nirgendwo sonst dokumentiert sich die Ökonomie der Natur so eindrucksvoll wie im Pazifik, Atlantik oder irgendwelchen anderen Meeren. Ozeane schenken kein Milligramm an Biostoffen her, alles wird gebraucht und nutzbar gemacht. Das Beispiel der Fische ist Vorbild für uns, selbst die kleine, bescheidene Sardine vor Schottlands Küste liefert uns Anschauungsunterricht für eine optimale Eiweißverdauung, die unbestrittene Basis für mentale und körperliche Fitness. Die im Magen ordentlich vorverdaute Proteinnahrung wird im Dünndarm durch proteolytische Enzyme endgültig zu Eiweißbausteinen abgebaut. Dies ist extrem wichtig. Denn die freigesetzten Aminosäuren werden als sogenannte Proteincarrier gebraucht, als winzige Eiweißschiffchen, die lebenswichtige Spurenelemente wie Eisen, Zink, Mangan oder Kupfer über Blutbahnen zu den Zellen transportieren.

Während nämlich Vitamine als spezielle Lieblinge der Natur quasi im Eiltempo aus dem Nahrungsbrei ins Gewebe verschickt werden, sind Spurenelemente auf die winzigen Stoffwechseltaxis der Aminosäuren angewiesen. Dies bedeutet, dass bei unzureichender Vorverdauung im Magen und mangelhafter Restverwertung im Dünndarm kostbare Spurenelemente nicht befördert werden können. Sie verursachen, zusammen mit anderem unverdautem Proteinmüll, Fäulnisprozesse in tiefer gelegenen Darmabschnitten, ehe sie schließlich endgültig über den Stuhl ausgeschieden werden. Inzwischen warten die Zellen aber sehnsüchtig auf die Huckepack-Taxis mit ihrer wertvollen Mineralienlast – gehen jedoch am Ende leer aus, verkümmern, verbrennen kein Depotfett mehr, und wir werden krank und dick. Die Meeresdiät macht mit derlei Missständen schon nach einem Tag Schluss. Sie reguliert Verdauung, Nährstoffverwertung – und baut eine bestürzend verkorkste Darmflora neu auf.

ÖKOSYSTEM DARMFLORA

- Sie besteht aus bis zu 100 Billionen Bakterien, die vorwiegend anaerob sind, das heißt, sie existieren ohne Sauerstoff in völliger Dunkelheit. Die gesamte Darmflora wiegt beim gesunden Erwachsenen bis zu zwei Kilo. Sie ist eine faszinierende Welt für sich. Mit bis zu 1.000 unterschiedlichen Bakterienarten.

- Die Darmflora redet bei der Entstehung von Übergewicht ein gehöriges Wörtchen mit. Wenn wir viel Süßes und helle Mehlprodukte essen, drängen Bakterien aus den Tiefen des Dickdarms weiter nach oben in den Dünndarm, wo sie aerob werden und unter der Anwesenheit von Sauerstoff die entsprechenden Nahrungsbestandteile verzehren. Dadurch gerät die von der Natur unendlich fein abgestimmte Komposition der Darmflora aus der Balance. Die vorher so nützlichen Bakterien werden nun selber süchtig nach Süßigkeiten.

- Die Verdauung von Fettsäuren und Polysacchariden (großen Kohlenhydraten) wird beeinflusst, es kommt zu Blähungen, Durchfall und anderen Darmstörungen. Pilze siedeln sich in der Darmmucosa, der Schleimhaut, an, und die Lipolyse (die Fettfreisetzung) wird gedrosselt.

- An der bakteriellen Zusammensetzung der Darmflora können Gastrologen genau ablesen, welche Ernährungsfehler der oder die Betroffene macht. Diese Bakterienwelt hat einen entscheidenden Einfluss auf unser Wohlbefinden. Ein Umsteigen auf die Grundnahrungsmittel der Meeresdiät, oder auch auf Vollkornprodukte, Obst und Gemüse, kann eine entgleiste Darmflora schnell regenerieren und damit verjüngen.

FLEISSIGE RIBOSOMEN

Kontrolliert und gesteuert von Genen in den Chromosomen unserer Zellkerne, knüpfen diese bakterienwinzigen Proteinwerkstätten Aminosäuren zu Eiweißbausteinen zusammen. Zu diesem Zweck sind in dem großen, wässrigen Cytoplasma der Zellen unablässig Kuriere unterwegs, um Aminosäuren einzufangen. Diese Kuriere werden als tRNA (Transport-Ribonukleinsäuren) bezeichnet. In unseren menschlichen Zellen irren sie nicht selten vergeblich umher, weil das Zellwasser zu wenig dieser Eiweißbausteine enthält. Dann kann nur ein begrenzter Teil an Zellproteinen entstehen – und der Stoffwechsel dümpelt dahin wie ein uralter Fischkutter. Wenn Nahrungseiweiß nicht ausreichend verdaut wird, wenn also zu wenig Aminosäuren freigesetzt werden, können auch nicht ausreichend Spurenelemente in die Zellen eingeschleust werden.

Die sind aber unersetzlich für die körpereigene Produktion von Coenzymen, die z. B. aus Verbindungen mit Vitaminen entstehen und belebend und erfrischend auf den gesamten Organismus wirken. Spurenelemente wie Zink, Eisen, Chrom oder Mangan sind auch unentbehrliche Hilfsmittel für die zelleigene Synthese von Proteinen. Sogenannte Stringent Factors, Miniheinzelmännchen in den Zellen, überwachen ständig den Status an solchen Biostoffen. Einen Mangel signalisieren sie den Genen im Zellkern, die daraufhin die Ausprägung ihrer Muster einstellen, nach denen im großen Zellinneren die Proteinmoleküle zusammengebastelt werden. Auch dann bricht der Zellstoffwechsel ein, und wir fühlen uns müde, abgespannt und lustlos. Eine eiweiß- und vitaminreiche Meeresdiät füttert unseren Körper innerhalb eines Tages mit dynamischer Protein- und Enzympower. Sie ist leichte Kost in kleinen Portionen, baut Hüftspeck ab und öffnet erfreuliche Perspektiven einer völlig neuen Ernährungsweise. Meereskost ist leicht verdaulich und macht schnell fit.

FISCH STATT FLEISCH FÜR STARKE KNOCHEN

Vor etwa 15 Jahren fanden Wissenschaftler erstmals heraus, dass hoher Fleischkonsum zu einem Abbau von Kalzium aus Knochen und damit zu Osteoporose führen kann. Dies klingt überraschend, weil Fleischprodukte bekanntlich reich an Proteinen sind. Da sollte man eigentlich meinen, dass gerade eine Diät aus Nackensteaks, Schweineschnitzeln, Hamburgern und Rindergulasch Knochen stark und kräftig macht. Doch das Gegenteil ist der Fall. Pflanzliches Eiweiß ist bis zu 60-mal besser verwertbar als tierisches Protein, füttert demnach Osteoblasten (die knochenbildenden Zellen) viel besser mit unverzichtbaren Rohstoffen. Deshalb hat es noch nie einen in freier Natur lebenden Elefanten mit Osteoporose gegeben. Bestes Knochenfutter allerdings sind Meeresprodukte mit ihrer Kombination aus schnell verdaulichen Proteinen, Omega-3-Fettsäuren und Vitamin D3. Inzwischen verstärkt sich der Verdacht, dass zu viel Fleisch zu Knochenbrüchen führen kann, insbesondere zu Einbrüchen von Wirbelkörpern (Sinterungen), Schenkelhalsbrüchen und Frakturen von Armen und Beinen.

Unsere typische Supermarkternährung ist reich an tierischem Eiweiß, aber arm an Obst und Gemüse. Sie produziert in unserem Gewebe erhebliche Mengen an Säuren, speziell als Sulfate und Phosphate, mit denen unser Organismus nichts anfangen kann, die aber für unsere Nieren eine schwere Belastung darstellen. Die Säuren werden über den Urin ausgeschieden, gemeinsam mit Kalzium, das den Knochen entzogen wird. Eine Ernährung mit viel basischem Obst und Gemüse kann diese Entgleisung stoppen, ideal ist aber eine Umstellung der Ernährung von Fleisch auf fettreichen Kaltwasserfisch. Hoher, ständiger Fleischkonsum führt zu Übersäuerung, damit zwangsläufig zu einem Ausscheiden von Säuren über den Urin und damit zu Kalziumverlusten. Dies ist keine Krankheit, sondern eine Maßnahme der Natur, die uns vor einer bedrohlichen Übersäuerung schützen möchte.

TANG & SONNE: NEUE THERAPIEN

In den Jahren 2012 und 2013 überraschten die Universität von Südkalifornien in San Diego und das South Carolina Cancer Center mit zwei Studien, die belegen, dass Meerespflanzen vorbeugend gegen Brustkrebs wirken können. Ausgangspunkt der Studien war die Tatsache, dass in den USA viermal mehr Frauen an Brustkrebs erkranken als in Japan, wo Tang und anderes Meeresgemüse zu den Standardlebensmitteln zählen. Die federführende Wissenschaftlerin Dr. Jane Teas verordnete betroffenen Frauen Kapseln mit Seegras und registrierte signifikante, positive Veränderungen auf hormonelle Einflüsse, wie sie zur Entwicklung von Brustkrebs führen. Kelp ist die reichste pflanzliche Quelle von Vitamin D, das die Aufnahme von Kalzium aus dem Darm fördert und auch gleich den Einbau von Kalziumsalzen in Knochen und Zähne – wichtig für Frauen nach der Menopause, die pro Jahr bis zu eineinhalb Prozent ihrer Knochenmasse verlieren.

Vitamin D wacht darüber, dass Kalziumkonzentrationen im Blut stets in einem bestimmten Referenzbereich verbleiben. Dabei hilft das Parathormon aus den Nebenschilddrüsen, die der Schilddrüse von hinten anliegen. So sorgen maritime Kräfte dafür, dass ausreichend Kalzium in die Knochenmatrix eingebaut werden kann. Knochen sind nie gleich fest, sondern sie verändern ihre Konsistenz ständig. Osteoblasten bauen Kalzium in die Osteozyten (Knochenzellen) ein, Osteoklasten bauen verbrauchte Knochenmasse ab. Wenn Kalzium in der Nahrung fehlt (oder wenn es im Stoffwechsel unzureichend verwertet wird), wird das kostbare Mineral den Knochen entzogen, mit der Folge von Knochenschwund. Vorsicht allerdings bei der Einnahme von Vitamin-D3-Tabletten. Das Vitamin ist fettlöslich, kann deshalb im Gewebe gespeichert werden, zu Kalkeinlagerungen und letztlich zu Arteriosklerose führen.

SCHILDDRÜSENHORMONE: EIN WUNDER DER NATUR

- Die besten Jodlieferanten sind die Meere mit ihrem Salzwasser, am wenigsten von diesem Spurenelement gibt es im Gebirge. Jod ist kein Metall, sondern ein grauschwarzes Kristall, unser Körper enthält nur etwa 25 Tausendstel Gramm davon, das meiste davon in der Schilddrüse bzw. in den Schilddrüsenhormonen Trijodthyronin (T3) und Thyroxin (T4). Diese Hormone bestehen zu zwei Dritteln aus Jod und einem Drittel aus der Aminosäure Tyrosin.

- Ganz am Beginn der Stoffwechselkette steht das Auslöserhormon TRH, das vom Hypothalamus im Zwischenhirn gebildet wird, eines der kleinsten bekannten Proteine. Es besteht aus nur drei Eiweißbausteinen, gilt aber trotzdem als Keim allen Lebens auf der Erde und damit als eines der vielen unerklärlichen Wunder der Natur.

- TRH ist unvorstellbar winzig, Trilliarden davon passen in ein Sandkorn, es repräsentiert auf einzigartige Weise die unvorstellbare Dimension, die in unseren Weltmeeren steckt.

- Als in den ersten Jahrmillionen der Evolution Jodatome bzw. -ionen aus den Ozeanen an Land gelangten, begannen Enzyme nach und nach damit, diese in den Stoffwechsel von Lebewesen zu integrieren und für lebendige chemische Reaktionen zu nutzen.

- T3 und T4 zählen neben dem Wachstumshormon zu den potentesten Schlankmachern, sie aktivieren in Fettzellen Billiarden winziger Molekülheinzelmännchen, die sogenannten cAMPs (cyklisches Adenosinmonophosphat, eine Art Turbo für den Fettabbau. Die kleinen cAMPs sind es, die – vereinfacht gesprochen – Triglyzeride zum Abtransport in die Blutbahnen schaufeln.

- Dies funktioniert gleichzeitig mit der erhöhten Stoffwechselrate von Zellen (speziell von Muskelzellen) durch Schilddrüsenhormone und dem dadurch entstehenden Extrabedarf an Fettmolekülen als Energiebrennstoff.
- Weil wir Menschen pro Tag nur die geringfügige Menge von 150 Millionstel Gramm Jod, bzw. Jodid, brauchen, sollten Algen mit ihren extrem hohen Konzentrationen an diesem Spurenelement nicht in größeren Mengen und über einen längeren Zeitraum auf dem Speiseplan stehen. Dies gilt vor allem für Personen, die an einer Schilddrüsenüberfunktion leiden.
- Dass Fische und generell alle Meeresbewohner nie Übergewicht ansetzen, führen Biologen u. a. auf den hohen Jodgehalt der Ozeane zurück.

SCHÖN UND SCHLANK MIT VITAMIN C

Dieser Biostoff ist ein echter Allrounder. Weil das Molekül so schlicht gebaut ist, kann es, ähnlich wie Glukose, bereits in der Mundschleimhaut resorbiert werden – und davon macht der Stoffwechsel auch reichlich Gebrauch. Dies bedeutet gleichzeitig, dass Vitamin C (die Ascorbinsäure) schnell im Gewebe konzentriert ist und dort Aufgaben als Teil von Enzymen und im Immunsystem wahrnehmen kann. Besonders reich an Vitamin C ist Obst und damit ideale Ergänzung für die Meeresdiät. Auch Algen und anderes Meeresgemüse enthalten hohe Konzentrationen an Vitamin C.

Kräftiges Zahnfleisch, gesunde Zähne

Vitamin C und Kalzium sind die geheimen Zahnärzte der Natur. Vitamin C ist der Karieskiller Nr. 1, der Biostoff festigt die feinen Adern und Arteriolen im Zahnfleisch und beugt damit Zahnfleischbluten vor. Vitamin C aktiviert auch den Kalziumeinbau im Alveolarbein des Kieferknochens, in dem die Zähne stecken und das den höchsten Kalziumumsatz im ganzen Körper hat. Karies und Parodontose sind fast immer Folgen von anhaltendem Vitamin-C-Mangel oder werden durch ein entsprechendes Defizit begünstigt.

Unser Speichel besteht zu 99,5 Prozent aus Wasser mit einem pH-Wert von etwa 6,8, der dem des Meerwassers gleicht oder ähnelt. Bei verminderter Speichelproduktion oder einem aus der Balance geratenen Säure-Basen-Wert werden Krankheiten begünstigt, so z. B. auch Karies. Eine Sonderrolle spielt dabei das Immunglobulin A (IGA), ein Antikörper gegen Krankheitserreger, der seinen Ursprung evolutionsbiologisch im Meerwasser hat, aus der Mundschleimhaut sezerniert wird und schmerzdämpfend wirkt. Interessant: Unter Stress steigen sowohl IGA- als auch Cortisolwerte, was erregend und möglicherweise aufputschend wirkt. Sanfte Maßnahmen, wie etwa Meditation oder eine Balneobehandlung in der Badewanne mit einer Meerwasserlösung, wirken schnell besänftigend – Beleg dafür, dass das Meer auch einfache, wirksame Therapien für Psyche und Seele bereithält.

Vitamin C für üppig-junges Bindegewebe

Nicht anders als unser Zahnfleisch und unsere Zähne ist das Kollagen in unserem Körper tagsüber enormen Belastungen ausgesetzt und baut sich im Alltagsstress entsprechend ab. Nachts kann es sich dann wieder erholen und verjüngen. Dabei saugen Bindegewebszellen (die Fibroblasten) Aminosäuren aus dem Blut auf und verknüpfen jeweils rund 1.000 davon zu einem Proteinmolekül. Auf diese Weise entstehen lange Fasern, die ähnlich Strängen in einem Seil spiralförmig umeinander gewickelt und anschließend mit anderen Proteinseilen vernetzt werden. Kräftige Elastinfasern verweben dieses Geflecht zu einem nahezu unzerreißbaren Gewebe. Vitamin C und das Spurenelement Zink sind unerlässliche Bestandteile beim enzymatischen Aufbau von jugendlichem Bindegewebe.

Unser Kollagen stellt rund 20 Prozent der Eiweißreserven im Körper. Zu einem Proteinmangel kann es kommen, wenn Eiweiß in der Nahrung fehlt (was selten ist) oder wenn Nahrungseiweiß nicht ausreichend verdaut und verwertet wird, wie dies bei tierischen Proteinen oft der Fall ist. Dann fault unverdautes Eiweiß im Darm und verursacht Blähungen, Durchfall oder Verstopfung, während den Zellen die Aminosäuren für die Synthesen ihrer Proteine fehlen. Als Konsequenz holt sich der Organismus sein Eiweiß aus den Kollagendepots, mit der Folge, dass Bindegewebe abgebaut wird, die Haut dünn und welk wird und die Stützfunktion von Bindegewebe an Bauch oder Hals erschlafft – allesamt typische Alterserscheinungen. Die Meeresdiät, unterstützt von reichlich Obst, sorgt für einen frischen Eiweißschub ins Gewebe und baut Kollagen rasch wieder auf.

DAS INUIT-KONZEPT: WAS WIR VON ESKIMOS LERNEN KÖNNEN

Diese in Grönland, Kanada oder anderen arktischen Regionen beheimateten Volksgruppen leben traditionell nahezu ausschließlich von Nahrung aus dem Meer. Während andere Küstenbewohner, wie z. B. die Südseeinsulaner, auch einen reichen Anbau von Landprodukten pflegen, ernähren sich Eskimos, die Inuit, vorwiegend von Walfleisch, Fisch und anderen Meeresfrüchten. Die Diät ist reich an Eiweiß und besonders an Fischfett, mit einem Anteil von bis zu 75 Prozent Fett in der täglichen Energieaufnahme. Weil in den eisigen arktischen Gebieten der Anbau von Obst oder Gemüse oft unmöglich ist, liefern Tang oder Seegras den Inuit die nötigen Biostoffe wie Mineralien oder Vitamine. Kohlenhydrate haben nur einen geringen Anteil an ihrer Nahrung. Das lebenswichtige Vitamin C beziehen sie etwa aus Robbenleber oder Walhaut. Trotzdem sind Inuit oft gesünder als der typische Mitteleuropäer mit seinem hohen Konsum an schnell löslichen Kohlenhydraten (z. B. in Weißmehlprodukten oder an gesättigten Fettsäuren in Fleisch, Wurst etc.).

Man muss sich immer wieder darüber wundern, wie sich Küstenbewohner mit einfachsten Mitteln ernähren, mit einem kleinen Stück Fisch, etwas Reis und Gemüse, und trotzdem Kreislauf- und Cholesterinwerte haben, von denen viele von uns nur träumen können. Wir werden von früh bis spät mit Werbeinfos in TV, Radio und Zeitschriften überhäuft, die uns weismachen, wie gesund und praktisch alles ist, was in den Regalen und Kühltruhen von Supermärkten feilgeboten wird – und trotzdem sind mehr als die Hälfte von uns übergewichtig, dick oder krank, leiden unter Kreislaufproblemen, Diabetes, Verdauungsstörungen oder Kopfschmerzen. Der kanadische Ernährungswissenschaftler Dr. Gerry Bohemier liefert die Erklärung: »Inuit beziehen erhebliche Mengen an ungesättigten Fettsäuren in einem Omega-3- zu Omega-6-Verhältnis von 4 : 1 oder sogar weit darunter, oft sogar in der idealen Ratio von 1 : 1. Im Gegensatz dazu nehmen Menschen in westlichen Konsumländern 20- oder oft sogar 50-mal mehr Omega-6-Fettsäuren auf als die gesunden Omega-3-Fettsäuren. Dies führt auf Dauer zwangsläufig zu Beschwerden und Krankheiten.«

Tatsächlich sind Herzinfarkt, Schlaganfall oder Diabetes unter Eskimos weitgehend unbekannt.

FRAUENPROBLEME: HEILENDE BIOSTOFFE AUS DEM MEER

In Arztpraxen werden Frauen und Männer oft nach den gleichen Diagnose- und Therapieprinzipien behandelt. Dabei unterscheiden sie sich in vielerlei Hinsicht:

- Frauen verfügen um etwa ein Viertel weniger Blutzuckerreserven als Männer,
- sie setzen leichter Fett an,
- ihr Knochengerüst ist schwächer,
- ihre hormonelle und nervliche Disposition ist verletzlicher.

Weil Frauen in mancherlei Hinsicht physisch weniger stabil und belastbar sind als Männer, reagieren sie auf ungesunde Ernährung mitunter eher mit Beschwerden als das männliche Geschlecht. Die Natur hat es aber seit urdenklichen Zeiten so eingerichtet, dass Nahrung gleichzeitig sättigt und Heilmittel ist. Unsere nährstoffarme Standardkost aus Fleisch- und Wurstprodukten, Mikrowellen- und Fertiggerichten führt dazu, dass Frauen darauf eher mit Befindlichkeitsstörungen reagieren als Männer, so etwa mit Verdauungsproblemen, nervöser Unruhe, Schlafstörungen oder Übergewicht.

Die gute Nachricht: Frauen reagieren entsprechend positiver auf eine weitgehende Ernährungsumstellung mit Meeresprodukten. Dies bezieht sich vor allem auf eine Extraversorgung mit hochwertigen ungesättigten Lipiden, ganz speziell mit Omega-3-Fettsäuren.

OMEGA 3 FÜR DEN WEIBLICHEN STOFFWECHSEL

Es mag daran liegen, dass Frauen sensibler sind als Männer und deshalb eine höhere natürliche Affinität zu den empfindlichsten Molekülen entwickeln, die es in der Natur gibt: den mehrfach ungesättigten Fettsäuren, die so verletzlich sind, dass ein einziger Sonnenstrahl sie zerstören kann. Die Heimat der O3s liegt im Meer, hier haben sie sich in Zeiten von Junk- und Fast Food gewissermaßen versteckt, ehe die findigen Profithaie der Pharmaindustrie diese Fettsäuren als Pillen herausbrachten und dafür die Werbetrommel rührten, ungeachtet der Tatsache, dass Pillenomegas als Monopräparat lediglich einen beschränkten Nutzen haben. Für viele Konsumenten ist es angenehmer, Omega-3-Kapseln aus der Drogerie zu schlucken, als am eigenen Herd eine an kostbaren Lipiden reiche Mahlzeit zuzubereiten.

Omega-3-Fettsäuren können bei Menstruations- und Wechseljahresbeschwerden und möglicherweise auch vorbeugend gegen Brustkrebs helfen. Frauen mit erniedrigten Omega-3-Konzentrationen neigen eher zu Menstrualkrämpfen (Dysmenorrhoe), die meist dann auftreten, wenn Zellmembranen im Unterleib Omega-6-Fettsäuren sezernieren, die entzündungsfreundliche Eicosanoide erzeugen. Weitere Symptome können Kopfschmerzen, Übelkeit oder Nervosität sein. Omega-3-Fettsäuren aus dem Ozean hemmen Blutverdickungen in den sogenannten Endometrialzellen, die die Gebärmutter schützen, was wiederum den Einbau befruchtender Spermazellen erleichtert. Im Gegensatz dazu begünstigt ein ungesundes Verhältnis von Omega-6- zu Omega-3-Fettsäuren die

Entstehung eines polyzystischen Ovarialsyndroms, eine der häufigsten hormonellen Stoffwechselstörungen geschlechtsreifer Frauen, mit möglichen Folgen von Unfruchtbarkeit. Übergewichtige Frauen sind wesentlich häufiger betroffen.

PMS – DAS PRÄMENSTRUELLE SYNDROM

Häufig sind niedrige Omega-3-Werte die Ursache für entzündungsbedingte Beschwerden. Der eigentliche Grund der Probleme wird in der Arztpraxis oft nicht erkannt, dafür lediglich Symptome therapiert. Wissenschaftler fanden heraus, dass Frauen mit PMS oft auf das Hormon Prolaktin der Hirnanhangdrüse reagieren, als Folge reduzierter Synthesen des Gewebshormons Prostaglandin E1 aus ungesättigten Fettsäuren. Die Folge: depressive Verstimmungen, Nervosität, Konzentrationsmangel und Angstzustände, verbunden mit somatischen Symptomen wie Blutungen, Kopfschmerzen und Spannungsgefühlen in den Brüsten.

OSTEOPOROSE

Aerobictraining in und nach der Menopause, verbunden mit dem Konsum Omega-3-reicher Nahrung, hat einen positiven Synergieeffekt in der Behandlung von Knochenschwund. Entzündungen werden gehemmt und die Knochendichte verstärkt. Das *British Journal of Nutrition* bestätigt dieses Ergebnis mit der Veröffentlichung einer Studie von Professor T. S. Orchard. Es gilt als sicher, dass Omega-3-Fettsäuren einer Osteoporose vorbeugen können. Interessant ist die wissenschaftliche Theorie, dass das hochwertige Lipid schon in Kaltwasserfischen wie Lachs, Makrele, Dorsch oder Thunfisch den Einbau von Kalzium ins Skelett aktiviert und somit das Knochen- und Grätengerüst der Fische aufbaut.

OMEGA 3 FÜR WEIBLICHE NERVEN

Professor Katherine Talmadge, wissenschaftliche Sprecherin der berühmten American Dietetic Association in Washington, schwärmt: »Omega-3-Fettsäuren sind die modernen Superstars in der Ernährung. Ein erheblicher Teil der Bevölkerung in den westlichen Industrieländern leidet an einem entsprechenden Defizit, dies gilt insbesondere für ältere Menschen.« Unser Gehirn besteht zu 15 Prozent aus essenziellen Omega-3-Fettsäuren, die wir über die Nahrung aufnehmen müssen, die aber in Currywurst mit Pommes und anderem Billigfood nicht enthalten sind. An dem sogenannten synaptischen Spalt, der die 200 Milliarden Gehirnzellen jeweils voneinander trennt, beträgt die Konzentration an Omega-3-Fettsäuren im Idealfall 45 Prozent, mehr als irgendwo sonst in unserem Körper. Dies ist der Natur außerordentlich wichtig. Denn hier werden von Neuron zu Neuron die stimmungsaufhellenden Neurotransmitter, die Glückshormone, übertragen, auf die alle Lebewesen dringend angewiesen sind, um den Alltagsstress positiv zu meistern.

Omega 3 ist also auch Synonym für gute Laune. Doch leider: In der aktiven Zone, an den Terminals der Gehirn- und Nervenzellen, sammeln sich bei mangelhaft genährten Zeitgenossen oft gerade mal kümmerliche drei oder vier Prozent der kostbaren Fettsäuren. Da fällt es natürlich schwer, Frohsinn in Form von Gute-Laune-Hormonen zu synthetisieren und zu übertragen. Denn von hier aus sollten ja die Stimmungsaufheller wie Noradrenalin, Dopamin oder Serotonin in einer Art Elektronengewitter kreuz und quer über das Nervengeflecht übertragen werden, damit wir uns richtig schön freuen, begeistern und verlieben können. Bei einem Mangel an Omega-3-Fettsäuren schrumpft auch die Konzentration der kleinen Glücksboten, und der Alltagsstress bereitet wenig Freude, wir fühlen uns verzagt und lustlos. Mit der Meeresdiät kann man wieder gute Laune tanken und dauerhaft mehr Lebensfreude entwickeln.

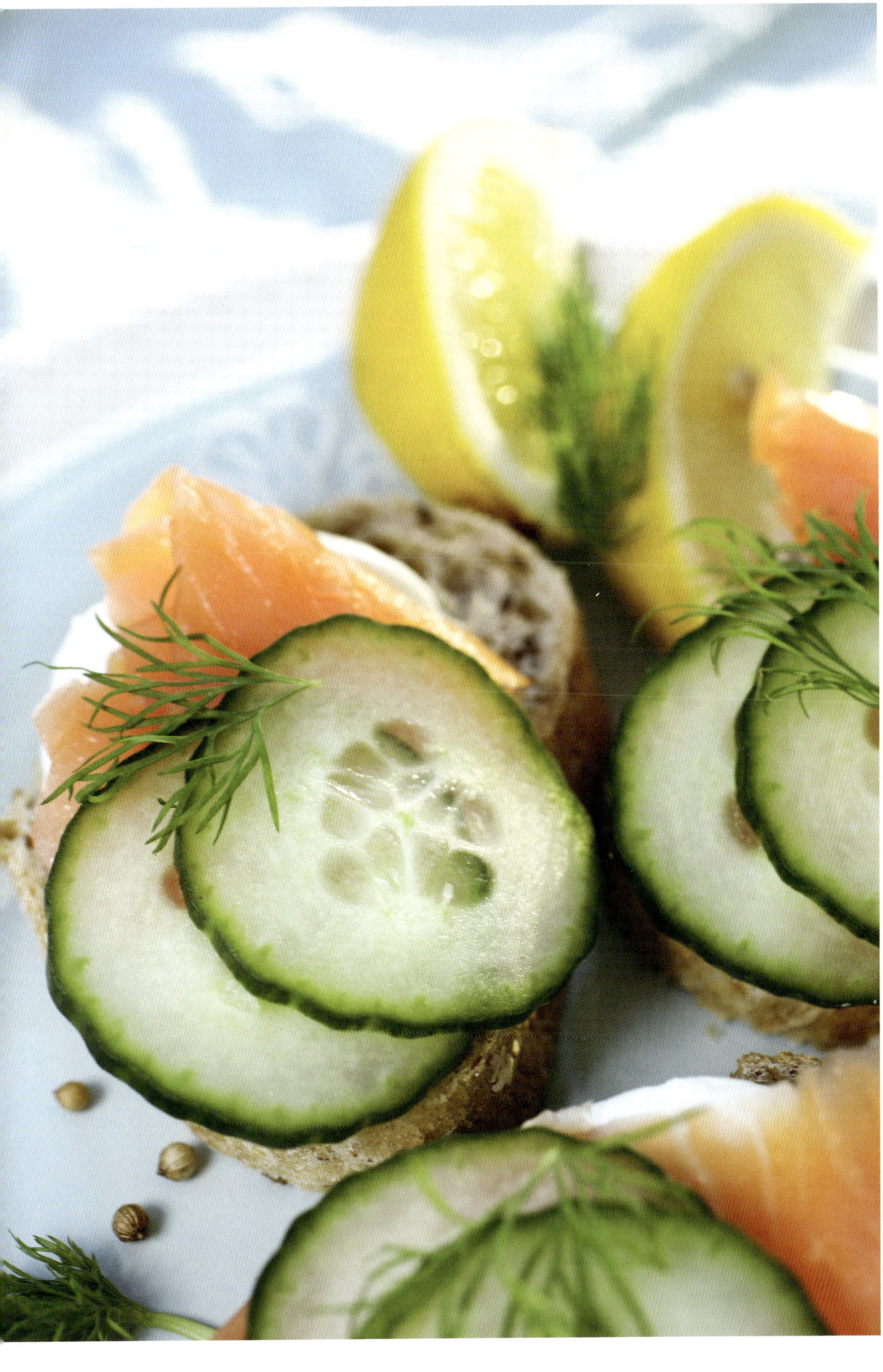

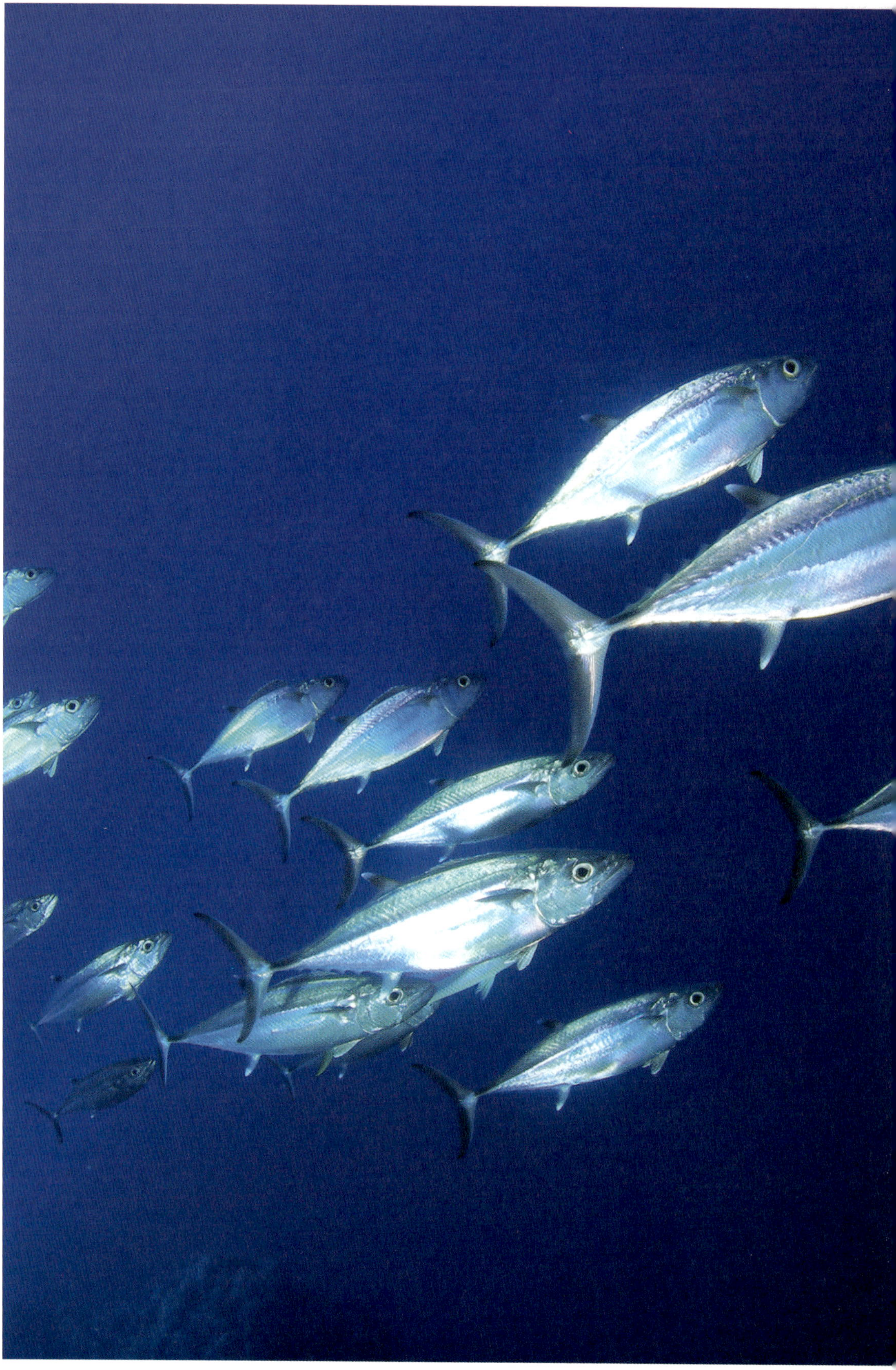

Von Montag bis Sonntag

7-TAGE-PROGRAMM: DAS MEER MACHT SCHLANK

Montag früh geht es also richtig los mit dem Abspecken. Erst mal auf die Fußbodenwaage und das aktuelle Körpergewicht registrieren. Als nächstes wird der Body-Mass-Index (BMI) ermittelt, die Maßzahl zur Berechnung des Körpergewichts im Verhältnis zur Körpergröße. Der BMI ergibt sich aus Körpergewicht in Kilogramm geteilt durch das Quadrat der Körpergröße in Metern. Klingt kompliziert, ist aber ganz einfach.

Ein Beispiel:

Eine 50 Jahre alte Frau wiegt 64 Kilo und ist 1,64 m groß. Ihr BMI: 23,8.

Die Formel:

64 geteilt durch 1,64 x 1,64 = 23,8
Diese Frau kann mit ihrem BMI zufrieden sein.

Als BMI-Richtwerte gelten:

- Untergewicht: weniger als 19
- Normalgewicht: 19 bis 24
- Übergewicht: 24 bis 31
- krankhaftes Übergewicht: über 38

Ein weiteres Beispiel:

Ein 54 Jahre alter Mann ist 1,75 m groß und wiegt 112 Kilo.

Bei ihm sieht die Rechnung schon wesentlich schlechter aus:

112 geteilt durch 1,75 x 1,75 = 36,6

Dieser Zeitgenosse fällt also bereits in die Kategorie »starkes Übergewicht« und sollte möglichst rasch auf die Ozeandiät umsteigen. Nachdem Waage und Maßband ihre unbestechlichen Daten abgeliefert haben, geht es in dieser Woche konsequent ans Fatburning. Meeresprodukte liefern dabei einen Großteil aller Kategorien und Biostoffe.

WAS SOLL MAN ESSEN?

Von Montag früh bis Sonntagabend mit Ozeanprodukten schlemmen und dabei aktiv abnehmen, ohne auf Kalorien zu achten. Dabei hilft die enorme lipolytische (fettschmelzende) Power von Meeresfrüchten aller Art: Omega-3-Fettsäuren, Eiweiß, Eisen, Zink, Hormone, Enzyme usw. Einfache Rezepte für jeweils zwei Personen.

Montag

Zum Frühstück einen leckeren Eiersalat mit Lachs. Zwei Scheiben Vollkorntoast mit Senf fein bestreichen, zwei Scheiben Lachs darauflegen. Zwei hart gekochte Eier sowie eine halbe Avocado in Scheibchen schneiden und darauf verteilen. Mit Salz und Pfeffer würzen, Schnittlauch darüberstreuen, mit Zitronensaft beträufeln. Fertig.

Mittags gibt es Heilbutt Hawaii. Zwei Scheiben Heilbuttkoteletts salzen und mit je einem Esslöffel Butter und Olivenöl beidseitig braten. Zwischendurch Bananenscheiben darauf verteilen und leicht mit anbraten. Thymian und Rosmarin darauf verstreuen, etwas Zitronensaft darüberträufeln. Aus der Pfanne nehmen und mit Curryreis servieren.

Wie wär's am Abend mit pikanten Shrimps? Man braucht dazu 150 Gramm gekochte und geschälte Shrimps, z. B. aus der Tiefkühltruhe. Mit fein geschnittenem Knoblauch, Schalotten, Tomatenwürfelchen, einem Esslöffel Ketchup und einer mediterranen Würzmischung in einer großen Schale vermengen, mit Salz und Pfeffer abschmecken. Abgedeckt zwei Stunden im Kühlschrank belassen, danach mit Baguette servieren. Einfach köstlich!

Dienstag

Verblüffend: Wissenschaftler an der Sheffield Hallam Universität in England fanden heraus, dass ein Frühstück aus Vollkorntoast und Meeresgemüse mehr Kalorien verbrennt als eine halbe Stunde an den Foltermaschinen im Gym. Die Toastscheiben fein mit Butter bestreichen, einschmelzen lassen, dann fein geschnittene Nori- oder andere Algen bzw. auch Salicorne darauf verteilen – fertig ist der Fatburner.

Zum Mittagessen kommen Krabbenspaghetti auf den Tisch, würzig nach Südstaaten- bzw. Cajunart. Nudeln wie gewohnt kochen. 200 Gramm geschälte und gereinigte Krabben vorbereiten. Wichtig ist die Sauce: 50 Gramm Schlagsahne in einen Topf geben, mit jeweils einem Esslöffel frischen Basilikum, Petersilie und Thymian sowie Salz und Pfeffer verrühren. Eine Zwiebel klein würfeln und zugeben. Die Mischung unter ständigem Rühren bei mittlerer Hitze bis kurz vorm Kochen erwärmen. Jetzt die Krabben und zwei Esslöffel Parmesan hinzugeben, unter Verrühren aufkochen lassen. Über die Spaghetti geben und servieren.

Abends einen delikaten Teller mit Kartoffeln und Kaviar: Kartoffeln vorkochen und in der Pfanne mit Butter und Olivenöl beidseitig zart anbraten. Herausnehmen und mit einer mediterranen Kräutermischung sowie etwas Salz und Pfeffer bestreuen. Kaviar, saure Sahne und etwas Schnittlauch hinzugeben. Eine leichte Mahlzeit, schnell zubereitet und äußerst schmackhaft.

Mittwoch

Morgens gibt es kleine geräucherte Makrelenfilets auf mit Butter bestrichenem Pumpernickel, dazu Meerrettich.

Mittags leichte, rasch zubereitete Kost aus 200 Gramm Calamariringen. In einer Pfanne einen Esslöffel Butter und einen Esslöffel Olivenöl erhitzen, die Tintenfischringe darin leicht anbraten, mit Salz und Pfeffer würzen und herausnehmen. Im vorhandenen Sud eine Schalotte und eine zerteilte Knoblauchzehe dünsten, eine klein geschnittene Tomate, Oliven, Kapern und einen Esslöffel mediterrane Gewürzmischung hinzugeben, etwas eindicken lassen und die Calamariringe hinzugeben. Noch einmal wenige Minuten köcheln lassen und mit Knoblauchbaguette servieren.

Als Abendessen wartet eine weitere Delikatesse: Muscheln! In einer großen Pfanne einen Esslöffel Olivenöl erhitzen, darin eine geviertelte Schalotte fünf Minuten lang weich kochen. Ein kleines Glas trockenen Wein hinzugießen, zerstoßene Chiliflocken hinzugeben und zwei Minuten lang köcheln lassen. Ein halbes Pfund Muscheln hinzugeben und fünf Minuten lang kochen lassen, bis sich die Muscheln geöffnet haben. Mit rotem Pesto gut verrühren. In einer großen Schüssel mit Baguette servieren.

Donnerstag

Morgens eiweißreiche Aufbaunahrung für 70 Billionen Körperzellen: 100 Gramm Thunfisch aus der Dose, garniert mit Tomaten- und Gurkenscheibchen, Oliven, Paprika, Pfeffer und etwas Salz. Dazu gibt es heißen Vollkorntoast. Lecker.

Wie wär's zwischendurch mit Vegetarischem aus dem Ozean als bekömmliches Fatburning-Mittagessen? Zum Beispiel Karotten mit Arame. Geht ganz leicht: 4 Karotten in fingerdicke Stücke schneiden, eine halbe Tasse Arame (Braunalgen) in einem Kochtopf mit Wasser bedecken und zehn Minuten lang einweichen lassen. Einen halben Esslöffel geriebenen Ingwer und zwei Esslöffel Tamarisauce hinzugeben und bei kleiner Hitze abgedeckt köcheln lassen, bis ein Teil des Wassers verdampft ist. Karotten hinzugeben und weiterköcheln lassen, bis die Karotten weich sind. Deckel abnehmen und so lange aufkochen, bis das Wasser verdampft ist. Mit Baguettescheibchen servieren.

Als Lohn für die Tagesarbeit gibt es am Abend asiatische Reissuppe, leicht zubereitet. Reis wie gewohnt kochen. 100 Gramm Lachsfilet ohne Haut in Stücke schneiden und mit Sojasauce und Sesamöl würzen. Eine Tasse Hühnerbrühe mit einem Esslöffel Ingwer, Koriander, Salz und Wasser vermengen, den Reis hinzugeben und zum Kochen bringen. Hitze reduzieren und unter zeitweiligem Umrühren 15 Minuten lang köcheln lassen. Lachs hinzugeben und weitere fünf Minuten köcheln lassen.

Freitag

Den Tag mit einer leckeren koreanischen Algensuppe beginnen: 50 Gramm Braunalgen in Wasser einweichen. Wenn die Algen weich sind, trocknen und in Stücke schneiden. In einer Pfanne bei mittlerer Hitze je einen Esslöffel Butter und Olivenöl erhitzen und 50 Gramm Tofuwürfel mit Sojasauce wenige Minuten lang anbraten. Algen einrühren und noch eine Minute lang erhitzen. Zwei Tassen Wasser und etwas Knoblauch hinzugeben und 20 Minuten köcheln lassen.

Zum Mittagessen Shrimps mit Reis: 200 Gramm geschälte und gesäuberte Shrimps bei mittlerer Hitze in der Pfanne mit einem Esslöffel Butter und einem Esslöffel Olivenöl erhitzen. Klein geschnittene Schalotte, Sellerie, Knoblauch sowie grünen Pfeffer hinzugeben und kochen, bis die Shrimps zart sind. Klein gewürfelte Tomaten, einen Esslöffel Tomatensauce und etwas Sojasauce hineingeben und unter Umrühren fünf Minuten lang kochen lassen. Mit Reis servieren.

Den Tag mit einem pikanten Algensalat ausklingen lassen: 30 Gramm Algenmischung in Wasser etwa zehn Minuten lang einweichen, herausnehmen, abtropfen lassen und sehr gut trocknen. Aus je einem Esslöffel Reisessig, Sesamöl, Sojasauce und Zucker ein Dressing anrühren, mit Salz und Ingwer verfeinern, das Dressing mit dem Salat vermengen. Mit Sesamsamen bestreuen und den Salat mit Knoblauchbaguette servieren.

Samstag

Den Tag mit einem köstlichen Tofu-Omelett mit Meeresgemüse nach koreanischer Art beginnen: zwei Eier mit Schneebesen oder Gabel verquirlen, eine klein gewürfelte Schalotte und eine geriebene Karotte untermischen. Die Mischung in eine Pfanne mit Olivenöl geben und langsam erhitzen, bis die Masse verdickt ist. Geröstete, zerkleinerte Algen darüber geben. Mit Salz und Pfeffer abschmecken.

Mittags steht Lachssuppe mit Algen auf dem Speiseplan. Je einen Esslöffel Olivenöl und Butter bei mittlerer Hitze im Topf erhitzen. Je eine klein geschnittene Schalotte und Karotte hinzugeben und etwa zehn

Minuten kochen lassen, bis das Gemüse weich ist. Mit zwei großen Tassen Wasser auffüllen und zum Kochen bringen. Hitze reduzieren, 100 Gramm Lachs ohne Haut in Stücke schneiden und mit zwei Esslöffeln zerkleinerten Algen in die Brühe geben. Mit Weißwein, Dill, Salz und Pfeffer abschmecken. Mit Vollkorntoast servieren.

Abends gibt es Seezunge »Mississippi«: zwei Seezungenfilets klein schneiden, in Olivenöl wälzen sowie mit Salz und Pfeffer würzen. In eine Backpfanne geben. In einer kleinen Schale einen Esslöffel Butter, einen Esslöffel Zitronensaft und eine gehackte Schalotte oder kleine Zwiebel vermengen und über den Fisch geben. Mit Paprika bestreuen. Bei 200 Grad Celsius ca. 30 Minuten erhitzen, bis der Fisch gar ist. Mit Petersilie garnieren und zusammen mit vorgekochtem Reis auf den Tisch bringen.

Sonntag

Schon morgens den Stoffwechsel mit würzigem Fisch und Tofu verwöhnen: 100 Gramm entgrätete Heringsfilets und 100 Gramm Tofu in kleine Stücke schneiden. In der Pfanne mit einem Esslöffel Olivenöl und einem Esslöffel Butter herausbraten. Ein Ei verquirlen und darüber geben. Eine Schalotte klein schneiden und dazugeben. Mit frischen Kräutern nach Wahl würzen. Mit Knoblauchbaguette servieren.

Zum Mittagessen gibt es Nudeln auf ganz andere Art. Hijiki-Pasta: 200 Gramm Vollkornspaghetti wie gewohnt zubereiten. 20 Gramm getrocknete Hijiki-Algen einweichen, einen Esslöffel Olivenöl in der Pfanne erhitzen, und die Algen darin braten, bis ein Teil des Wassers verdampft ist. Nudeln und einen Esslöffel Butter in die Pfanne geben. Wenn die Butter geschmolzen ist, zwei Esslöffel Sojasauce hinzugeben und alles vermischen. Mit Salz und Pfeffer abschmecken. Schnittlauch darauf verstreuen und servieren.

Als Abschluss der Woche gibt es abends einen leckeren Algensalat nach japanischem Hausfrauenrezept. Der lässt sich ganz einfach zubereiten: 25 Gramm Wakame-Algen in einer Schüssel in warmem Wasser einweichen. 120 Gramm Weißweinessig, 150 Gramm Fischbrühe, zwei Esslöffel

Sojasauce und zwei Esslöffel Zucker in eine kleine Pfanne geben und am Ofen so lange erhitzen, bis sich der Zucker aufgelöst hat. Eine Gurke längs aufschneiden, die Kerne entfernen und die Gurkenteile in feine Scheiben schneiden. Die Algen aus dem Wasser herausnehmen, abtropfen lassen, gut trocknen und klein schneiden. Danach mit den Gurken in eine Schüssel geben und mit dem Dressing gut vermischen. Mit Knoblauchbaguette servieren.

SNACKS, DIE SCHLANK STATT DICK MACHEN

Fast alle Pummelchen und Übergewichtigen verdanken ihre Extrapfunde den falschen Zwischengerichten. Gegen den kleinen Hunger zwischendurch naschen sie Pizzascheiben, Süßgebäck, Pralinen, Honigwaffeln, Kartoffelchips, Schokolade oder Cremespeisen, die nur den Magen (aber nicht die Körperzellen) vorübergehend satt machen, doch schon nach einer Stunde neuen Hunger oder gar Heißhunger produzieren. Sie strotzen von lipogenen (Fett einbauenden) Inhaltsstoffen, während man die lipolytischen (Fett schmelzenden) Moleküle in ihnen mit der Lupe suchen muss. So entsteht aus Hunger immer wieder neuer Hunger, in einem unablässigen Kreislauf. Die Mittagsmahlzeit bleibt erstmal im Darmtrakt liegen, weil ja zunächst der Bienenstich und die Schokotaler verdaut werden müssen.

DIE ZEHN BESTEN SNACKS ZUM ABNEHMEN

- Trockenobst
- Datteln
- Feigen
- Banane
- kleiner Obstsalat
- Vollkorntoast mit Butter und Tomatenscheibchen
- Karotte geraspelt, mit Olivenöl beträufelt

- halbes Makrelenfilet mit Diätmayonnaise und Toastscheibe
- Tofuwürstchen mit Senf und Knäckebrot
- halbe Avocado mit Salz, Pfeffer und Zitronensaft

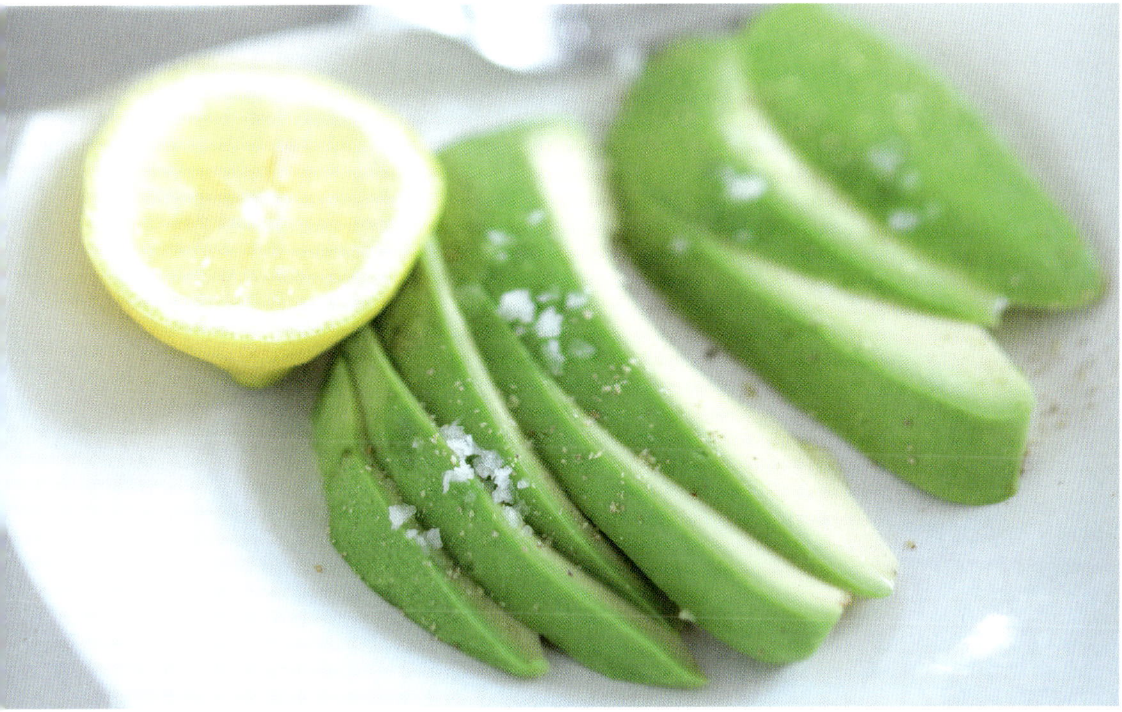

Diese kleinen, kerngesunden Zwischenmahlzeiten lassen Hunger erst gar nicht aufkommen. Sie kommunizieren per Rückkopplung (Feedback) mit Genen in Gehirnzellen, die für Appetit sorgen, sich aber auch gerne abschalten lassen. Wissenschaftler sprechen von Epigenetik, der wundersamen Fähigkeit, Gene ein- oder auszuschalten, um sich gesund und schlank zu halten – ganz allein mit Ernährung, ohne eine einzige Pille aus der Apotheke. Tiere (und auch Pflanzen) in freier Natur leben seit Millionen Jahren epigenetisch nach uralten Gesetzen der Natur und bleiben dabei fit.

Und was soll man trinken?

Wasser, Mineralwasser, Tee, Kräutertee, Kaffee ohne Zucker (etwas Sahne ist erlaubt), Milch, Buttermilch, Fruchtsäfte, ungesalzene Gemüsesäfte.

Sternekoch Patrick Coudert

Meine besten Rezepte mit Meeresfrüchten

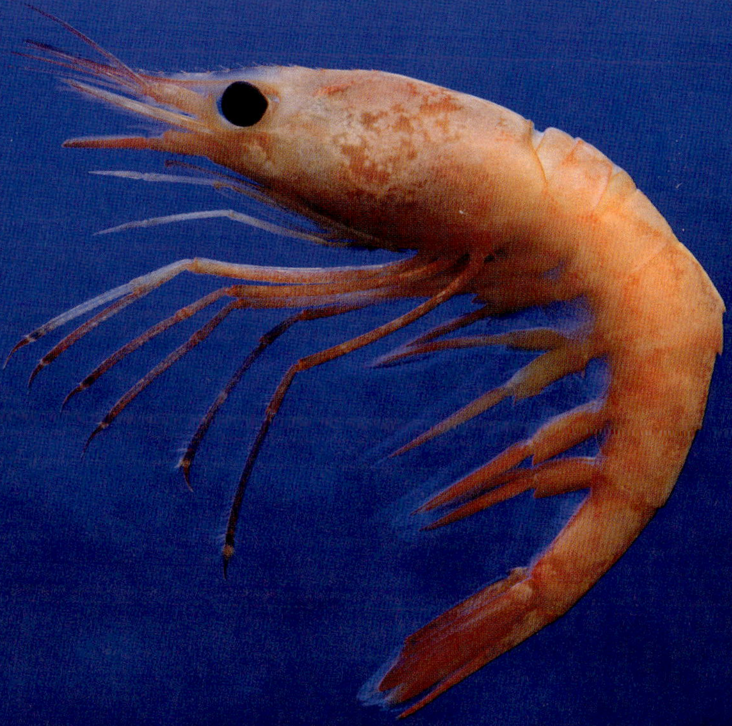

Die Heimat der erlesenen Kochkünste liegt in der Region Lyon in Frankreich, wo der weltberühmte Küchenpapst Paul Bocuse sein 3-Sterne-Restaurant L'Auberge du Pont de Collonges in dritter Generation betreibt. In diesem geheiligten Gastronomietempel ging der Nachbarjunge Patrick Coudert in die Lehre. In drei Jahren harter Lehrzeit avancierte er bald zum Lieblingsschüler, er krönte seine Ausbildung mit der Auszeichnung »Bester Kochlehrling Frankreichs« in seinem Jahrgang. Später erwarb er für seine eigenen kulinarischen Produkte zwei der begehrten Michelin-Sterne. Wie kaum ein anderer setzt Patrick Coudert die Tradition der erlesenen Kultur des Kochgenies Paul Bocuse fort.

Auf den folgenden Seiten finden Sie Rezepte für Algen, Seegras, Fisch, Shrimps und andere Meeresfrüchte. Sie repräsentieren allesamt die für Bocuse typische einfache, natürliche Küche, leicht zuzubereiten und gesund. Meisterkoch Patrick Coudert lässt den pflanzlichen Zutaten ihren individuellen Eigengeschmack und ihr Aroma, verzichtet weitgehend auf Salz, verwendet dafür Kräuter und Gewürze. Gekocht, gebraten und gegart wird jeweils nur kurz, um keine kostbaren Vitamine oder andere Inhaltsstoffe zu zerstören. Was schließlich verführerisch auf dem Teller landet, ist von höchster kulinarischer Feinheit und einer unvergleichlichen Nährstoffdichte. Nach dem Prinzip: kleine Mahlzeiten, die anhaltend satt machen und dynamisch Fettpolster abbauen.

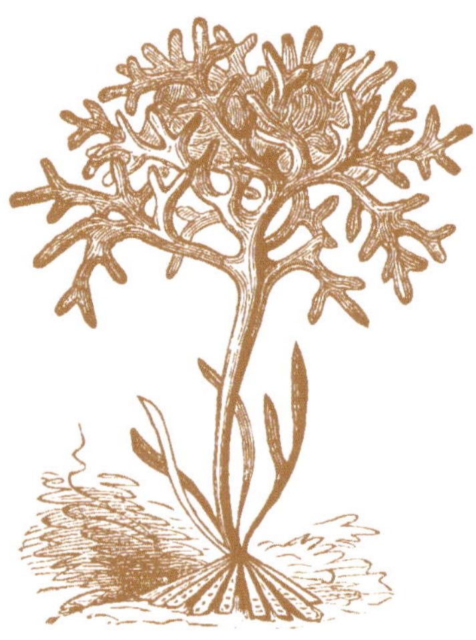

Kabeljausteak

mit mediterranen Kräutern auf Brokkolipüree und Dijon-Senf-Schaum

FÜR 4 PERSONEN

Für das Brokkolipüree:

- 400 g Brokkoli
- 2 EL Butter
- 100 ml Sahne
- Salz und Pfeffer nach Geschmack

Für die Steaks:

- 1 Tomate
- 1 Bund frische glatte Petersilie
- 4 Kabeljausteaks (á 150 g)
- 3 Frühlingsknoblauchzehen
- 4 EL Olivenöl
- 2 EL Butter
- je 1 Zweig frischer Rosmarin und Thymian
- Salz und Pfeffer nach Geschmack

Für die Schaumsauce:

- 2 Schalotten
- 1 EL Butter
- 100 ml Fischfond (Glas)
- 4 cl Noilly Prat (trockener Wermut-Wein)
- 2 EL Dijon-Senf
- 150 ml Sahne
- 50 ml Milch (1,5 % Fett)

- Brokkoli putzen und die Röschen von den Stielen trennen. Brokkoliröschen in kochendem Salzwasser ca. 8 Minuten weich kochen. Anschließend abgießen und mit eiskaltem Wasser abschrecken. Brokkoli zusammen mit Butter, Sahne, Salz und Pfeffer in einem Mixer pürieren. Das Püree in einen kleinen Topf geben und zunächst beiseitestellen.
- Tomate mit kochendem Wasser überbrühen, etwas abkühlen lassen und häuten. Tomate aufschneiden, die Kerne entfernen und das Fruchtfleisch klein würfeln. Petersilie waschen, trocken schütteln und fein hacken. Für die Sauce Schalotten schälen und fein würfeln. Butter in einer Kasserolle (alternativ kleiner Topf) erwärmen und die Schalottenwürfel glasig anschwitzen. Mit Fischfond und Noilly Prat ablöschen und einreduzieren. Senf einrühren, Sahne und Milch zugeben. Die Sauce leise köcheln lassen.

- Kabeljausteaks waschen, trocken tupfen und mit Salz und Pfeffer würzen. Knoblauch schälen. Den Backofen auf 100° Umluft vorheizen.
- Olivenöl und Butter in einer beschichteten, backofengeeigneten Pfanne erhitzen und die Kabeljausteaks zusammen mit Rosmarin, Thymian und Knoblauchzehen darin ca. 2 Minuten auf beiden Seiten anbraten.
- Die Steaks anschließend im Ofen (Mitte) in etwa 2–3 Minuten nachgaren. Der Fisch darf innen noch leicht glasig sein.
- In der Zwischenzeit das Püree nochmal bei geringer Hitze langsam erwärmen. Die Schaumsauce kurz vor dem Servieren mit dem Stabmixer aufschäumen.
- Das Brokkolipüree mittig auf vorgewärmten Tellern anrichten. Die Kabeljausteaks darauflegen und die Schaumsauce um das Püree herum verteilen. Die Tomatenwürfel und die Petersilie darüber geben und servieren.

Nährwerte:
1 Portion (430 g): 560 kcal, 35 g Eiweiß (26 E%),
42 g Fett (68 E%), 8 g Kohlenhydrate (6 E%)

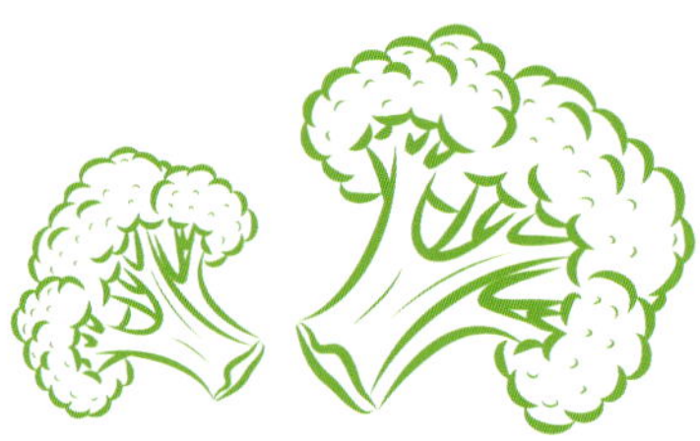

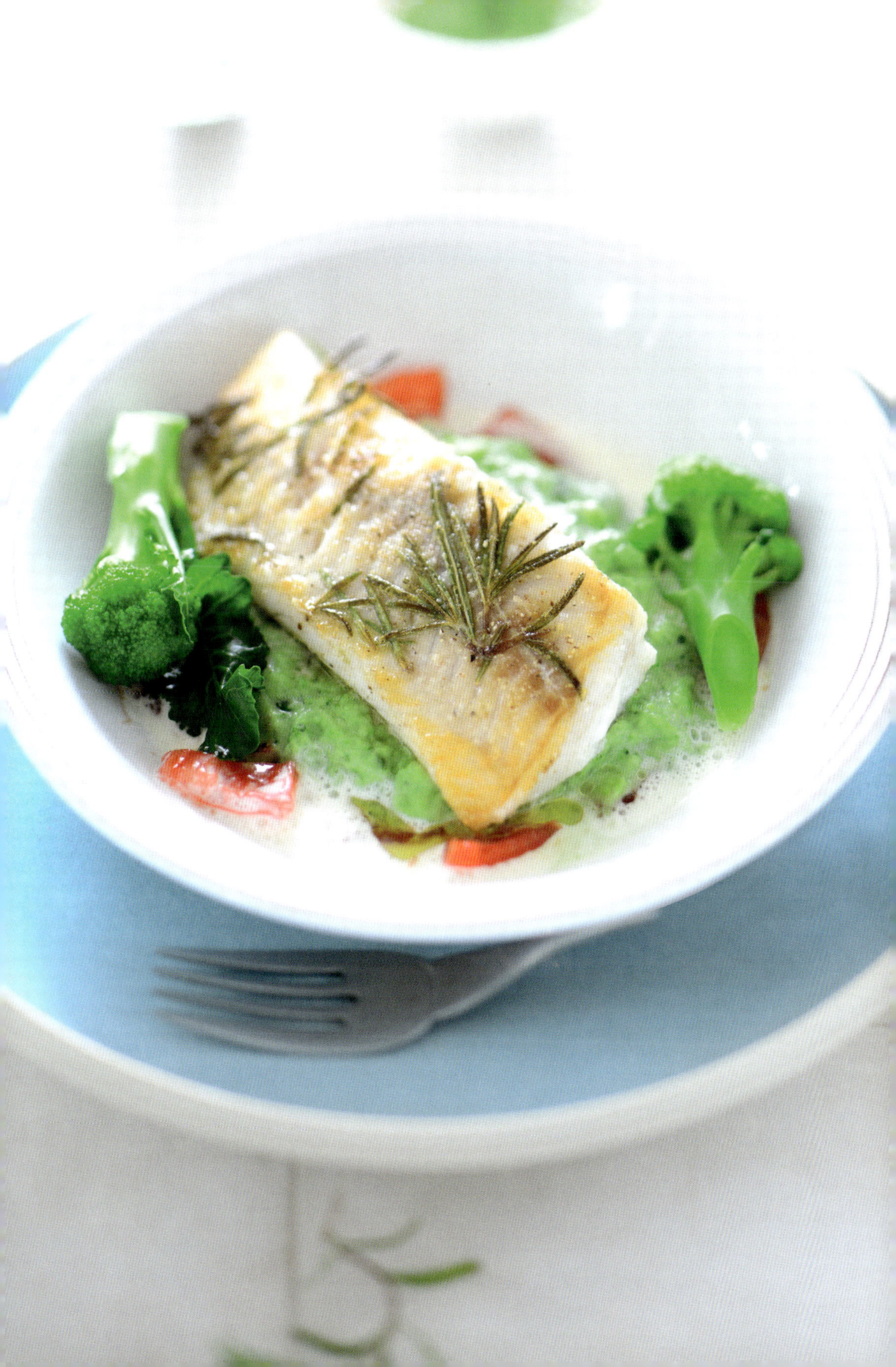

Tranche vom schwarzen Heilbutt in Safran-Fenchel-Sud

- 2 kleine Schalotten
- 2 Knoblauchzehen
- 1 Fenchelknolle
- 1/4 frische rote Chilischote
- 2 EL Butter
- ca. 8 Safranfäden
- 400 ml Fischfond (Glas)
- 6 cl Pernod
- Saft einer 1/2 Limette
- 4 schwarze Heilbuttfilets (à 150 g)
- 3 EL Olivenöl
- 2 EL kalte Butter (zum Aufmontieren)
- 8 Basilikumblättchen

- Salz und Pfeffer nach Geschmack

- Schalotten und Knoblauch schälen und fein würfeln. Fenchel putzen und ebenfalls in feine Würfel schneiden. Chili fein wiegen.

- Butter in einem Topf schmelzen und die Schalottenwürfel darin glasig anschwitzen. Anschließend Knoblauch, Fenchel und Safran hinzugeben. Mit Fischfond, Pernod und Limettensaft ablöschen, Chili zugeben und das Ganze ca. 20 Minuten bei geringer Hitze ohne Deckel köcheln lassen.

- In der Zwischenzeit den Heilbutt waschen, trocken tupfen und mit Salz und Pfeffer würzen.

- Den Backofen auf 150° Umluft vorheizen.

- Olivenöl in einer backofengeeigneten Pfanne erhitzen und die Fischfilets darin kurz auf jeder Seite scharf anbraten. Die Tranchen anschließend im Ofen (Mitte) in etwa 4 Minuten fertig garen.

- Den Fenchelsud mit einem Mixer pürieren. Den Sud daraufhin durch ein Sieb streichen, wieder in den Topf geben und auf die Hälfte einreduzieren lassen. Kurz vor dem Servieren mit der kalten Butter aufmontieren (d. h. den Sud mit der kalten Butter emulgieren und somit verfeinern).

- Den Safran-Fenchel-Sud auf vorgewärmten Tellern verteilen, die Heilbutttranchen darauflegen und mit den frischen Basilikumblättern garnieren.

- **Tipp:** Als Beilage empfehle ich mit Olivenöl geschmortes Gemüse, wie z. B. Zucchini, Auberginen und Tomaten, aus dem Backofen (bei 180° Umluft, ca. 20 bis 30 Minuten), welches mit Knoblauch, Thymian, Salz und Pfeffer gewürzt wird.

Nährwerte:
1 Portion (350 g): 345 kcal, 38 g Eiweiß (44 E%), 19 g Fett (51 E%), 4 g Kohlenhydrate (5 E%)

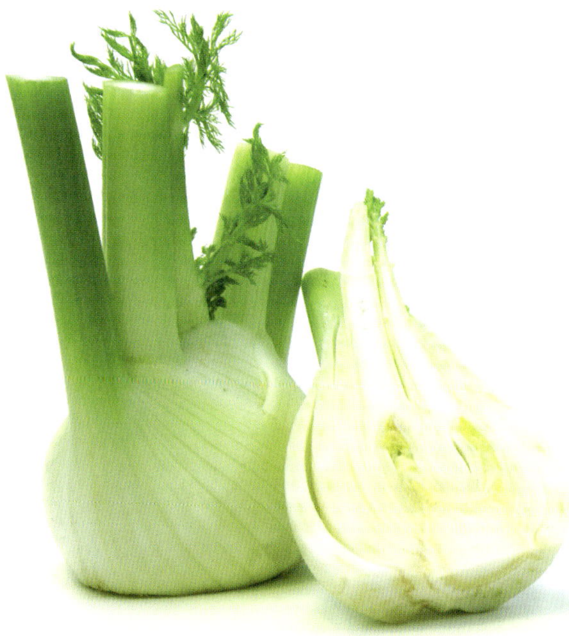

FÜR 4 PERSONEN

Ciabatta-Lobster-Burger

mit Baby-Leaf-Salat

Für den Fond:

- 250 g Wurzelgemüse (z. B. Karotten, Lauch, Fenchel, Sellerie)
- 2 l kaltes Wasser
- 1 EL Salz
- 8 ganze Pfefferkörner
- 1 Lorbeerblatt
- 200 ml trockener Weißwein
- 100 ml Weißweinessig

Für die Limettenmayonnaise:

- 2 Eigelbe
- 1 EL Dijon-Senf
- Saft von 1 Limette
- 3 EL Sonnenblumen- oder Rapsöl
- Salz und Pfeffer nach Geschmack

- 2 Hummer (à 500 g)
- 2 Tomaten
- 1 Schalotte
- 1 Knoblauchzehe
- 2 EL Olivenöl
- 2 EL Estragonessig
- 2 EL trockener Weißwein

- 4 kleine Portionen (jeweils 1 Handvoll) Baby-Leaf-Salat
- 4 kleine Ciabattabrötchen
- 8 TL Olivenöl
- 8 TL Balsamicoessig
- Salz und Pfeffer aus der Mühle nach Geschmack

- Für den Gemüsefond das Wurzelgemüse putzen und in grobe Stücke schneiden. Wasser in einen großen Topf geben und zusammen mit dem Gemüse, Salz, Pfefferkörnern, Lorbeerblatt, Weißwein sowie Weißweinessig aufkochen. Den Fond anschließend bei mittlerer Hitze in etwa 30 Minuten köcheln lassen. Am Ende der Garzeit kann das Gemüse im Sud verbleiben oder nach Belieben auch durch ein Sieb entfernt werden.

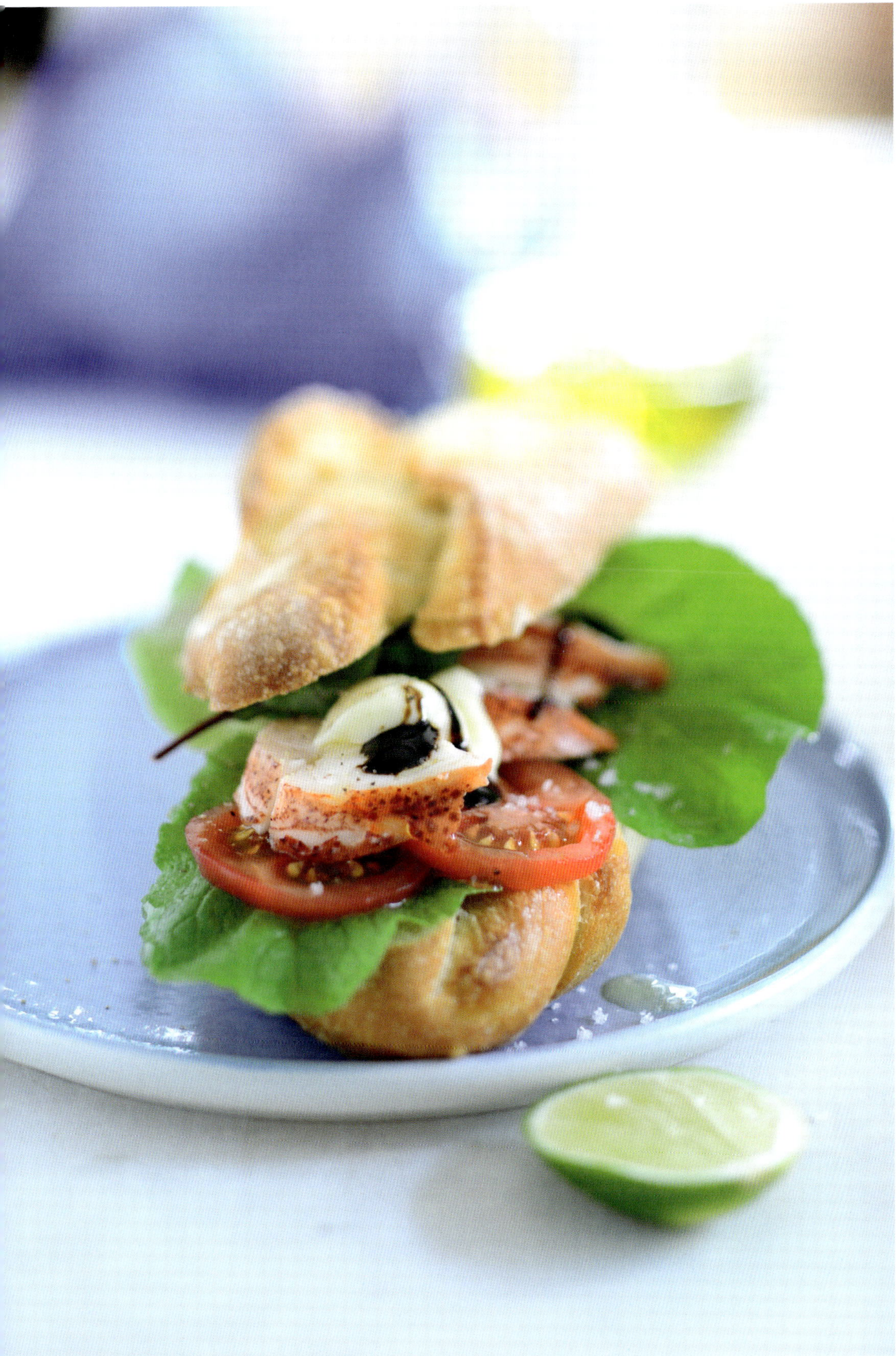

- Die Hummer im sprudelnd kochenden Gemüsefond etwa 6 Minuten kochen. Anschließend herausnehmen und unter fließend kaltem Wasser abkühlen. Hummerfleisch auslösen und den Hummerschwanz in Scheiben schneiden.
- Für die Limettenmayonnaise die Eigelbe und den Senf mit einem Schneebesen verrühren, Limettensaft zugeben und weiterrühren. Dann tropfenweise das Öl zugeben und weiterhin gut verrühren. Mit Salz und Pfeffer abschmecken.
- Die Tomaten in einer Schüssel mit kochendem Wasser übergießen, kurz blanchieren und danach sofort in Eiswasser kühlen. Anschließend die Tomaten häuten, den Strunk entfernen und in etwa 0,5 cm dicke Scheiben schneiden. Schalotte und Knoblauch schälen und fein würfeln.
- Olivenöl in einer Pfanne erhitzen und Schalotten und Knoblauch darin anschwitzen. Mit Estragonessig und Weißwein ablöschen, mit Salz und Pfeffer würzen. Tomatenscheiben in diese Marinade geben und in etwa 3 Minuten bei geringer Hitze leicht erwärmen.
- Salat putzen und verlesen. Ciabattabrötchen halbieren.
- Jede Brötchenhälfte mit 1 TL Olivenöl und 1 TL Balsamico beträufeln. Jeweils die untere Brötchenhälfte mit etwas Salat belegen, darüber 2 Tomatenscheiben und anschließend etwa 3–4 Hummerscheiben legen. Das Hummerfleisch mit der Limettenmayonnaise bestreichen. Die belegte Brötchenhälfte mit dem Brötchenoberteil bedecken und auf einen großen Teller geben.
- Den restlichen Salat mit etwas Olivenöl und Balsamico beträufeln, neben dem Lobsterburger auf dem Teller anrichten und servieren.

Nährwerte:
1 Portion (345 g): 495 kcal, 32 g Eiweiß (26 E%), 26 g Fett (48 E%), 31 g Kohlenhydrate (26 E%)

FÜR 4 PERSONEN

Goldbraun gebratene Seeteufelplätzchen in Pistazien-Amaranth-Kruste auf Paprikatrilogie

Für die Kruste:

- 3 EL Amaranth (Bioladen)
- 3 EL Pistazien (grün, ungesalzen, geschält)
- 1/2 TL Kreuzkümmel (gemahlen)
- 1/2 frische rote Chilischote
- 1 TL frisch abgeriebene Zitronenschale
- Salz und Pfeffer nach Geschmack

Für die Paprikatrilogie:

- 3 Paprikaschoten (rot, gelb, grün)
- 210 ml Fischfond (Glas)
- 3 EL Noilly Prat (trockener Wermut-Wein)
- 3 TL Speisestärke

- 12 Medaillons vom Seeteufel (à 70 g)
- 3 Eier (Größe M)
- 4 EL Mehl
- 3 EL Olivenöl
- 100 g Butter (davon 90 g kalt)
- 4 kleine Dillzweige
- Salz und Pfeffer nach Geschmack

- Für die Kruste Amaranth, Pistazien, Kreuzkümmel, Chili, Zitronenabrieb sowie Salz und Pfeffer in einem Mixer fein zerkleinern und in einen tiefen Teller geben.
- Für die Paprikatrilogie die Paprikaschoten mit einem Sparschäler abschälen, halbieren und entkernen. Die Paprika nach Farbe getrennt nacheinander in

einem Mixer mit jeweils 70 ml Fischfond und 1 EL Noilly Prat fein pürieren. Die Paprikapürees anschließend separat durch ein Sieb streichen, in jeweils eine Kasserolle (alternativ kleiner Topf) geben und einreduzieren lassen. Jede Paprikasauce mit 1 TL Speisestärke (in wenig Wasser aufgelöst) binden.

- Seeteufelmedaillons waschen und mit Küchenpapier trocken tupfen.
- Eier in einem tiefen Teller aufschlagen und mit einer Gabel verquirlen. Mehl in einen weiteren tiefen Teller geben und die Medaillons darin und anschließend im verquirlten Ei wenden. Die Seeteufelmedaillons daraufhin in der Amaranth-Pistazien-Mischung wenden und gut festdrücken.
- Den Backofen auf 90° Umluft vorheizen.
- Olivenöl und 10 g (ca. 1 EL) Butter in einer beschichteten, backofengeeigneten Pfanne erhitzen und die Medaillons auf beiden Seiten kurz anbraten. Die Fischstücke vom Herd nehmen und im Ofen (Mitte) etwa 5 Minuten weitergaren. Am Ende der Garzeit die Seeteufel auf einem Küchenpapier abtropfen lassen.
- Die einreduzierten Paprikasaucen mit jeweils 30 g kalter Butter aufmontieren, indem die Butter mit einem Schneebesen oder einem Stabmixer in die Sauce eingerührt wird. Mit Salz und Pfeffer abschmecken.
- Die Paprikatrilogie auf vorgewärmten Tellern jeweils als Saucenspiegel nebeneinander aufbringen und ein Seeteufelplätzchen auf jeden Spiegel setzen. Dill waschen, trocken schütteln und jedes Gericht mit 1 Zweig garnieren.

- **Tipp:** Zu diesem Fischgericht passt ein schmackhaftes Gemüsepüree aus Karotten, Sellerie oder Brokkoli.

Nährwerte:
1 Portion (495 g): 675 kcal, 47 g Eiweiß (28 E%), 42 g Fett (55 E%), 28 g Kohlenhydrate (17 E%)

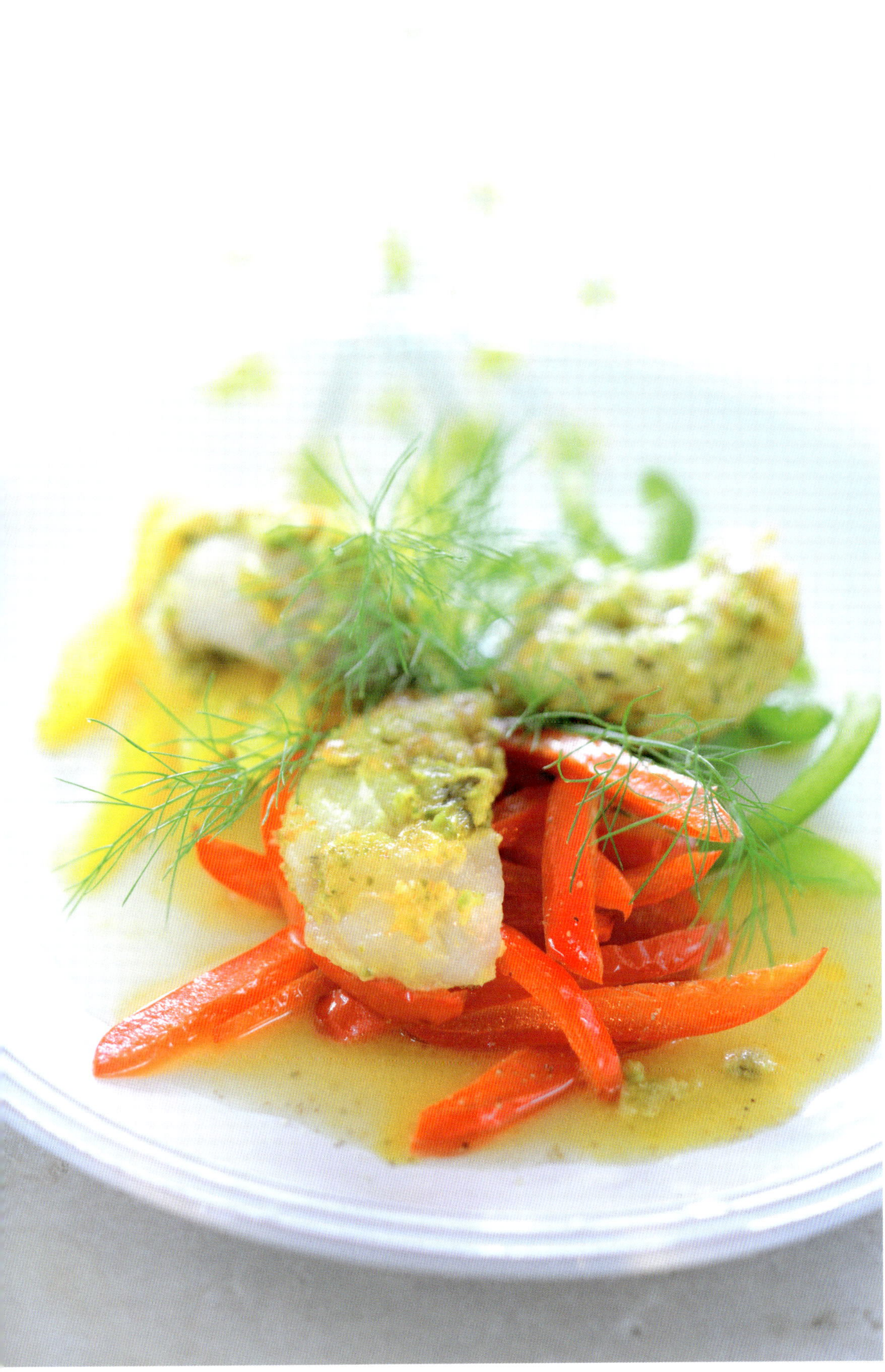

FÜR 4 PERSONEN

Steak vom Seelachs

mit Tomatenkruste auf Auberginenpüree und Olivenzabaoine

Für die Kruste:
- 100 g getrocknete Tomaten (in Öl)
- 2 EL frisch gehackte Petersilie
- 4 EL Semmelbrösel
- 3 EL geriebener Parmesan
- 80 g weiche Butter

Für das Auberginenpüree:
- 2 Schalotten
- 2 Knoblauchzehen
- 1 große Aubergine
- 2 EL Olivenöl
- Saft von 1 Limette
- Salz und Pfeffer nach Geschmack

- 4 Steaks vom Seelachs (Köhler, á 150 g)
- 3 EL Olivenöl
- Meersalz und Pfeffer nach Geschmack

Für die Olivenzabaoine:
- 1 Schalotte
- 6 Pfefferkörner
- 50 ml trockener Weißwein
- 100 ml Fischfond (Glas)
- 1 TL frische Thymianblättchen
- 4 Eigelbe
- Saft von 1 Limette
- 100 ml Olivenöl
- Salz und Pfeffer nach Geschmack

- Tomaten abtropfen und in feine Würfel schneiden. Für die Kruste alle Zutaten mit einem Rührlöffel oder Quirl zu einer homogenen Masse verarbeiten. Hinweis: Sie können die Kruste auch eher vorbereiten und mit Frischhaltefolie bedeckt im Kühlschrank aufbewahren.
- Den Backofen auf 170° Umluft vorheizen.
- Für das Auberginenpüree Schalotten und Knoblauch schälen und fein würfeln. Die Aubergine waschen, trocknen und den Stielansatz entfernen. Aubergine in der Länge halbieren und auf ein Backblech legen. Jede Auberginenhälfte mit 1 EL Olivenöl beträufeln. Schalotten, Knoblauch und Limettensaft darüber geben und mit Salz und Pfeffer würzen.

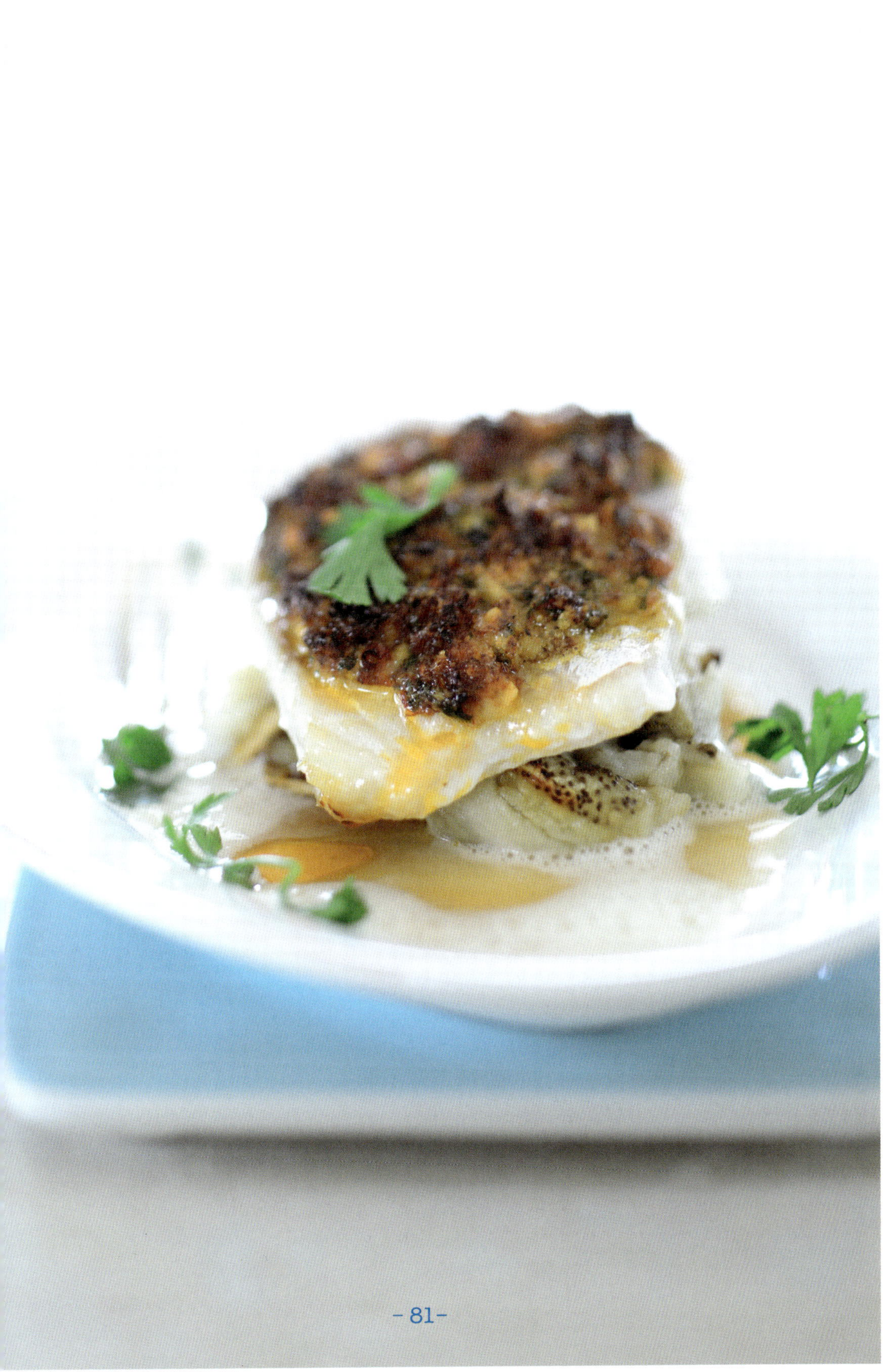

- Die Auberginenhälften im Ofen (Mitte) ca. 40 Minuten weich garen lassen. Anschließend herausnehmen, etwas abkühlen lassen und die Haut mit einem Messer abziehen. Das Fruchtfleisch zusammen mit Salz und Pfeffer mit einem Mixer fein pürieren. Das Auberginenpüree in einen kleinen Topf geben und warm halten.
- Für die Olivenzabaione Schalotte schälen und fein würfeln. Pfefferkörner in einem Mörser oder mit einem Fleischklopfer zerstoßen. Weißwein, Fischfond, Schalottenwürfel, Pfefferkörner und Thymian in eine Kasserolle (alternativ kleiner Topf) geben und bei mittlerer Hitze in etwa 10 bis 12 Minuten auf die Hälfte einreduzieren. Anschließend etwas abkühlen lassen und durch ein Sieb passieren.
- Einen Topf zu 1/3 mit Wasser füllen und dieses zum Kochen bringen. In der Zwischenzeit Eigelbe und Limettensaft in eine Metallschüssel geben und die Reduktion hinzufügen. Die Schüssel in das Wasserbad stellen und die Zutaten darin mit einem Schneebesen aufschlagen. Die Temperatur so weit drosseln, dass das Wasser nicht mehr kocht, dann das Olivenöl langsam unter die Sabayon schlagen. Mit Salz und Pfeffer würzen und warm halten.
- Seelachs waschen, trocken tupfen und mit Meersalz und Pfeffer würzen.
- Olivenöl in einer Pfanne erhitzen und die Steaks von beiden Seiten ca. 2 Minuten braten.
- Den Fisch herausnehmen und in eine kleine ofenfeste Form legen. Die vorbereitete Kruste in Scheiben schneiden und auf den Seelachssteaks verteilen. Den Seelachs im Ofen (Mitte) bei 220° ca. 3 Minuten überbacken.
- Das Auberginenpüree in die Mitte der Teller geben, je 1 Seelachssteak daraufgeben und die Olivenzabaoine darum nappieren.

Nährwerte:
1 Portion (445 g): 825 kcal, 39 g Eiweiß (19 E%), 66 g Fett (71 E%), 19 g Kohlenhydrate (10 E%)

FÜR 4 PERSONEN

Gefüllte Artischockenböden

mit Wasabi-Thunfisch-Tatar

und Limettensauce

- 400 g Thunfisch in Sushiqualität (aus dem Mittelstück)
- 1 kleine weiße Zwiebel
- 1 TL frisch gehackter Ingwer
- 1/2 TL Wasabi (Glas oder Tube)
- 1 EL Sesamöl
- 4 große Artischocken (mit dickem Boden)
- Saft von 1 Zitrone
- 2 rote Chicorée
- 2 Frühlingszwiebeln
- 1 Schälchen Wasabisprossen
- Meersalz (z. B. Fleur de Sel), schwarzer Pfeffer aus der Mühle und Cayennepfeffer nach Geschmack

Für die Limettensauce:

- 2 EL Créme fraîche
- 1 EL Limettensaft
- 1 Prise Zucker
- Salz, Pfeffer aus der Mühle und Cayennepfeffer nach Geschmack

- Den Thunfisch waschen, trocken tupfen und möglichst fein würfeln. Zwiebel schälen und sehr fein würfeln.
- Zwiebel, Thunfisch, Ingwer und Wasabi verrühren und mit Meersalz, schwarzem Pfeffer und Cayennepfeffer würzen. Sesamöl vorsichtig untermengen.

- Artischocken waschen und die Stiele herausbrechen. Rund 2/3 der oberen Blätter mit dem Sägemesser abschneiden. Auch die verbleibenden Blätter rund um den Blütenboden und das sogenannte „Heu" entfernen.
- Die Artischockenböden sofort, und so lange bis sie gekocht werden, in kaltes Zitronenwasser legen, denn sonst verfärben sie sich. Anschließend die Artischockenböden in kochendem Salzwasser bei mittlerer Hitze ca. 8–10 Minuten gar kochen.
- In der Zwischenzeit die Chicorée in Blätter teilen. Die Frühlingszwiebeln putzen, waschen und in feine Streifen schneiden.
- Für die Sauce Créme fraîche und Limettensaft glatt rühren und mit Zucker, Salz und Pfeffer abschmecken.
- Die Artischockenböden auf flache Teller geben, mit dem Wasabi-Thunfisch-Tatar füllen und mit den Frühlingszwiebeln und Chicoréeblättern anrichten. Die Limettensauce über die gefüllten Artischockenböden träufeln und mit den Wasabisprossen dekorieren.

Nährwerte:
1 Portion (295 g): 340 kcal, 26 g Eiweiß (31 E%), 22 g Fett (58 E%), 9 g Kohlenhydrate (11 E%)

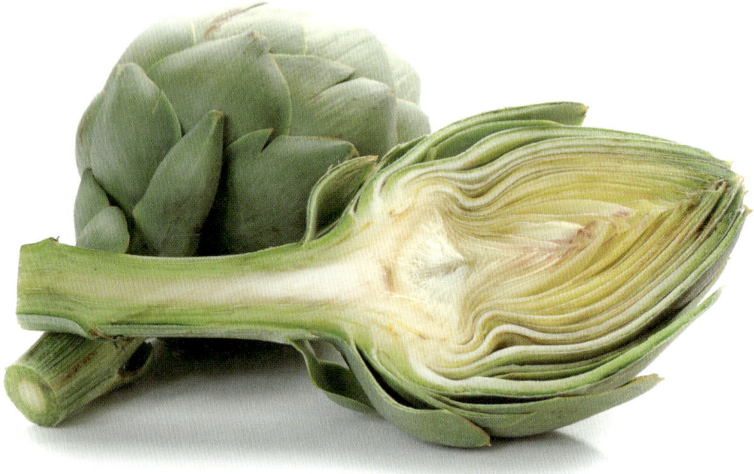

Salat von Muscheln

und Lauchzwiebeln in Sesamvinaigrette auf Rucolabett

FÜR 4 PERSONEN

- 1 kg Miesmuscheln
- 1 Zwiebel
- 5 Knoblauchzehen
- 2 EL Butter
- 1 Lorbeerblatt
- je 1 Zweig frischer Thymian und Rosmarin
- 250 ml trockener Weißwein
- 2 Bund Lauchzwiebeln
- 50 g Sesamkerne
- 4 EL frisch gehackter Basilikum
- 2 EL Tomatenwürfel
- 1 TL frisch gehackter Knoblauch
- 2 EL Sesamöl
- 3 EL Olivenöl
- 3 EL Weißweinessig
- 12 Kirschtomaten
- 1 Schale Rucolasalat (ca. 150 g)
- 8 Basilikumblättchen
- Salz und Pfeffer nach Geschmack

- Die Muscheln waschen und den Bart mit einem kleinen Messer entfernen. Bereits geöffnete Muscheln wegwerfen. Muscheln mehrmals unter fließendem kaltem Wasser waschen.
- Zwiebel und Knoblauch schälen und in feine Stücke schneiden
- Butter in einem großen Topf erhitzen und Zwiebeln, Knoblauch, Lorbeerblatt, Thymian und Rosmarin kurz darin anschwitzen, aber nicht bräunen. Die Muscheln zugeben, mit Pfeffer würzen und immer wieder schwenken. Weißwein zugeben und die Muscheln bei geschlossenem Deckel ein paar Minuten kochen lassen, bis sie sich öffnen. Muscheln in einem großen Sieb abgießen und abkühlen lassen. Das Muschelfleisch auslösen.
- Von den Lauchzwiebeln den Wurzelansatz entfernen, waschen und die ganzen Stangen in kochendem Salzwasser in etwa 3 Minuten bissfest garen. Anschließend in sehr kaltem Wasser abschrecken.
- Sesamkerne in einer beschichteten Pfanne ohne Fett in etwa 20 Sekunden unter ständigem Rühren goldgelb anrösten (Achtung: Sie bräunen sehr rasch!).

- Sesam, Basilikum, Tomatenwürfel, Knoblauch, Sesam- und Olivenöl, Weißweinessig sowie Salz und Pfeffer zu einer sämigen Vinaigrette verrühren. Das Muschelfleisch dazugeben, vorsichtig in der Vinaigrette wenden und darin etwa 5 Minuten marinieren lassen.
- Lauchzwiebeln in schräge Stücke schneiden. Kirschtomaten waschen und halbieren oder vierteln. Lauchzwiebeln und Tomaten unter den Muschelsalat mischen. Rucola waschen und trocknen.
- Rucolasalat auf große Teller geben, den Muschelsalat darauf anrichten und mit den Basilikumblättern dekorieren.

Nährwerte:
1 Portion (370 g): 360 kcal, 21 g Eiweiß (23 E%), 26 g Fett (66 E%), 10 g Kohlenhydrate (11 E%)

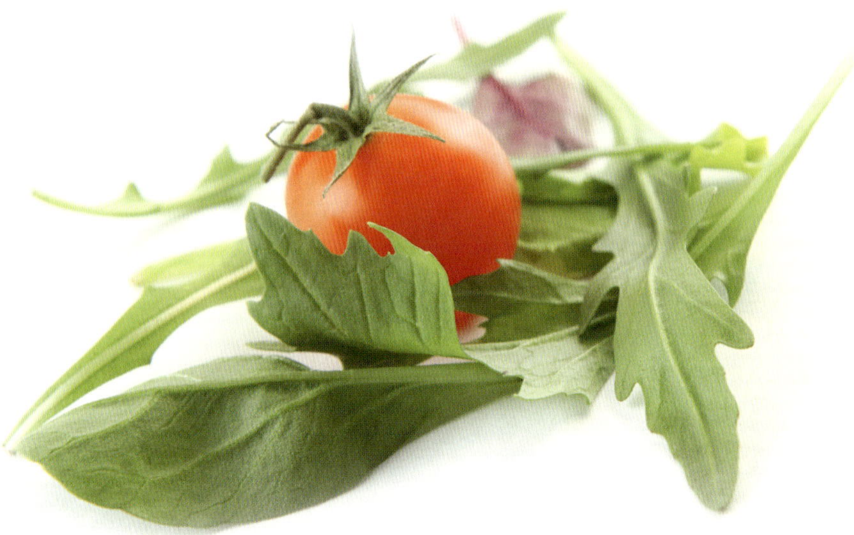

Lauwarme Medaillons von der Languste mit Korianderschaum auf marinierten Granny-Smith-Äpfeln

FÜR 4 PERSONEN

Für den Fond:

- 250 g Wurzelgemüse (z. B. Karotten, Lauch, Fenchel, Sellerie)
- 2 l kaltes Wasser
- 1 EL Salz
- 8 ganze Pfefferkörner
- 1 Lorbeerblatt
- 200 ml trockener Weißwein
- 100 ml Weißweinessig

- 1 Languste (ca. 1,2 kg; alternativ 600–800 g TK-Langustenschwänze)

Für die marinierten Äpfel:

- Saft von 2 Limetten
- 1 EL Honig
- 1 Pimentkörnchen (zerdrückt)
- 1/2 frisch gehackte rote Chilischote
- 1/2 TL frisch gehackter Ingwer
- 2 Granny-Smith-Äpfel
- Fleur de Sel und Pfeffer aus der Mühle nach Geschmack

Für den Korianderschaum:

- 1 Bund frischer Koriander
- 2 Schalotten
- 2 EL Butter
- 250 ml Fischfond (Glas)
- 4 cl Noilly Prat (trockener Wermut-Wein)
- 125 ml Sahne
- Salz und Pfeffer nach Geschmack

- Für den Gemüsefond das Wurzelgemüse putzen und in grobe Stücke schneiden. Wasser in einen großen Topf geben und zusammen mit dem Gemüse, Salz, Pfefferkörnern, Lorbeerblatt, Weißwein sowie Weißweinessig aufkochen. Den Fond anschließend bei mittlerer Hitze etwa 30 Minuten köcheln lassen. Am Ende der Garzeit kann das Gemüse im Sud verbleiben oder nach Belieben auch durch ein Sieb entfernt werden.
- Die Languste im sprudelnd kochenden Gemüsefond etwa 12 Minuten kochen. Anschließend herausnehmen und unter fließend kaltem Wasser abkühlen lassen. Das Langustenfleisch auslösen und auf Küchenpapier abtropfen lassen. Hinweis: Verwenden Sie alternativ TK-Langustenschwänze, dann diese am besten über Nacht im Kühlschrank auftauen und auf die gleiche Weise kochen wie die frische Languste.
- Limettensaft, Honig, Piment, Chili, Ingwer sowie Salz und Pfeffer vermengen. Äpfel waschen und mit der Schale in dünne Scheiben schneiden (Kerngehäuse kann ausgestochen werden). Apfelscheiben sofort vorsichtig mit der Marinade vermengen und kühl stellen.
- Koriander waschen, trocken schütteln, entstielen und einige Blätter zur Dekoration beiseitelegen. Die restlichen Blättchen kurz in kochendem Salzwasser blanchieren. Anschließend sofort in Eiswasser abschrecken, damit die Farbe erhalten bleibt. Schalotten schälen und in feine Würfel schneiden.
- 1 EL Butter in einer Kasserolle (alternativ kleiner Topf) erhitzen und die Schalottenwürfel darin glasig anschwitzen. Mit etwa 2/3 des Fischfonds und Noilly Prat ablöschen und auf die Hälfte einreduzieren lassen. Sahne zugeben und leise weiterköcheln lassen.
- In der Zwischenzeit den Koriander in einen Mixer geben und mit einem Schuss Fischfond pürieren. Anschließend durch ein feines Sieb passieren und zur Sauce zugeben.

- Den Backofen auf 60° Umluft vorheizen.
- Den Langustenschwanz in Medaillons schneiden.
- 1 EL Butter, die Langustenmedaillons und den restlichen Fond in eine backofengeeignete Pfanne geben und im Ofen (Mitte) für etwa 10 Minuten erwärmen.
- Die Koriandersauce kurz vor dem Servieren mit einem Stabmixer aufschäumen.
- Die Granny-Smith-Julienne auf großen Tellern in der Mitte anrichten, die Langustenmedaillons daraufgeben, mit dem Korianderschaum nappieren und abschließend mit frischem Koriander dekorieren.

Nährwerte:
1 Portion (370 g): 355 kcal, 31 g Eiweiß (36 E%), 17 g Fett (43 E%), 19 g Kohlenhydrate (21 E%)

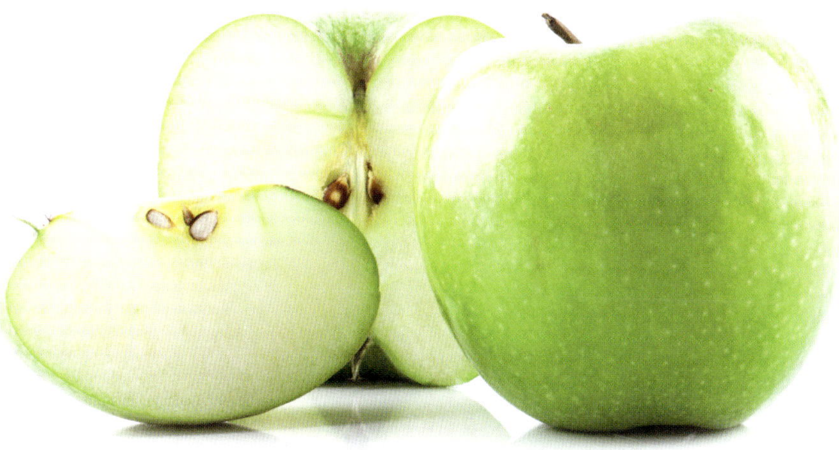

FÜR 4 PERSONEN

Rotbarschfilet

im Reisblatt an Currysauce

- 8 Reisblätter (Asia-Shop)
- 200 g Rotbarschfilet
- 1 TL Currypulver
- 8 Basilikumblätter
- 1 TL frisch gehackter Knoblauch
- 2 EL Olivenöl
- Salz und Pfeffer aus der Mühle nach Geschmack

Für die Sauce:

- 100 ml Fischfond (Glas)
- 1 EL Schalottenwürfel
- 1 Msp. Kardamompulver (gemahlen)
- 1 Sternanis (fein zerstoßen) oder 1 Prise Sternanis (gemahlen)
- 1 TL Currypulver
- 100 ml Sahne
- 2 EL Cashewkerne
- frische Kräuter (z. B. Koriander, Schnittlauch) nach Belieben
- Salz und Pfeffer aus der Mühle nach Geschmack

- Reisblätter ca. 1 Minute in kaltem Wasser einweichen und auf Küchenpapier abtropfen lassen.
- Rotbarschfilet kalt abspülen und trocken tupfen. In 8 Stücke schneiden, mit Curry, Salz und Pfeffer würzen. Auf jedes Reisblatt 1 Fischfilet, 1 Basilikumblatt und etwas gehackten Knoblauch legen und anschließend zu kleinen Päckchen formen.
- Fischfond in einer Kasserolle (alternativ kleiner Topf) einreduzieren lassen. Schalottenwürfel, Kardamom, Sternanis und Curry zugeben, mit Sahne ablöschen, salzen und pfeffern. Die Sauce ca. 10 Minuten bei mittlerer Hitze köcheln lassen.

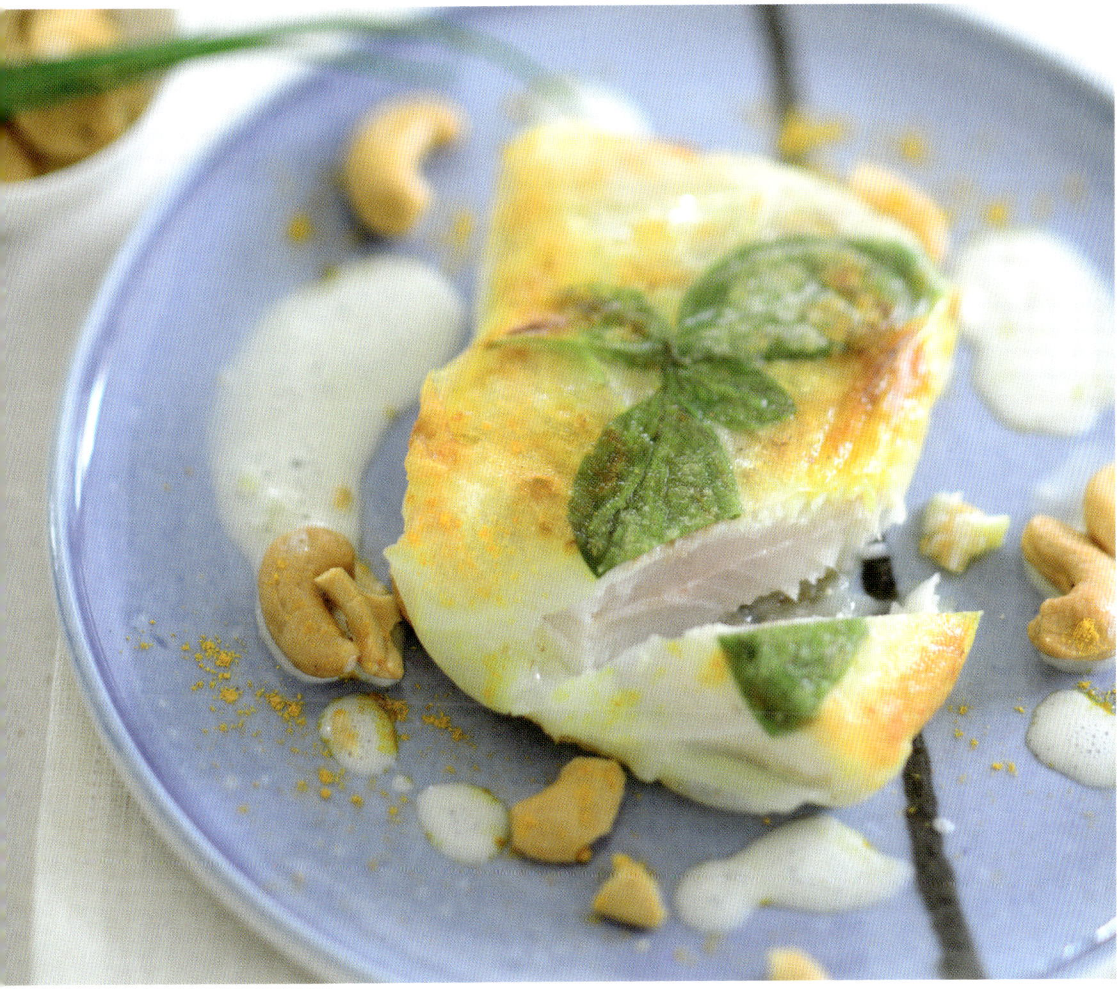

- In der Zwischenzeit die Cashewkerne in einer Pfanne ohne Fett kurz anrösten, dann fein hacken und zur Sauce geben.
- Öl in einer beschichteten Pfanne erhitzen und die Rotbarschpäckchen darin ca. 3 Minuten bei mittlerer Hitze von beiden Seiten anbraten.
- Die Kräuter waschen, trocken schütteln und fein schneiden.
- Die Currysauce auf vorgewärmten Teller verteilen, die Fischpäckchen darauflegen, mit den Kräutern garnieren und servieren.

Nährwerte:
1 Portion (140 g): 300 kcal, 15 g Eiweiß (20 E%), 20 g Fett (58 E%), 16 g Kohlenhydrate (22 E%)

FÜR 4 PERSONEN

Austern gratiniert mit Sauce béarnaise auf Babyspinat

Für die Sauce béarnaise (ca. 250 ml):

- 3 Schalotten
- 50 ml Weißweinessig
- 30 ml Weißwein
- 3 EL frisch gehackter Estragon
- 125 g Butter
- 3 Eigelbe
- 3 EL Wasser
- Salz und Pfeffer nach Geschmack

- 12 Austern
- 1 Schalotte
- 250 g Babyspinat
- 1–3 Frühlingsknoblauchzehen
- 1 EL Butter
- 1 Spritzer Zitronensaft
- Salz und Pfeffer nach Geschmack

- Schalotten schälen und fein hacken, in einen Topf geben und zusammen mit dem Essig, Weißwein, 2 EL Estragon, Salz und Pfeffer langsam erhitzen. Ca. 10 Minuten leise köcheln, bis die Sauce auf etwa 2/3 einreduziert ist. Anschließend durch ein Sieb passieren.
- In der Zwischenzeit die Butter in einem weiteren Topf schmelzen lassen.
- In die Reduktion die Eigelbe und das Wasser mit dem Schneebesen kräftig unterschlagen. Die Sauce nur bei sehr geringer Hitze ca. 3 Minuten aufschlagen, bis eine homogene Konsistenz erreicht ist. Die Sauce vom Herd nehmen und die flüssige Butter langsam einrühren. Die Sauce kurz vor dem Servieren mit 1 EL Estragon verfeinern.

- Die Austern unter fließendem Wasser abspülen, mit einem Austernmesser öffnen und das Fleisch herauslösen. Die Austernschalen gründlich waschen und aufbewahren.
- Schalotte schälen und fein würfeln. Spinat waschen, locker in ein Küchentuch einwickeln und trocken schütteln. Knoblauch schälen.
- Butter in einer Kasserolle (alternativ kleiner Topf) erhitzen und die Schalotten und Knoblauchzehe darin anbraten. Spinat zugeben und mit Zitronensaft, Salz und Pfeffer würzen. Kurz bei mittlerer Hitze anbraten, bis der Spinat zusammengefallen ist.
- Den Spinat in die Austernschalen füllen.
- Den Backofen auf 220° Grillstufe vorheizen.
- Einen Topf mit Salzwasser erhitzen und die Austern etwa 15–20 Sekunden blanchieren. Anschließend die Austern in die Austernschalen auf den Spinat geben. Mit der Sauce béarnaise bedecken und auf ein Backblech geben, welches zuvor dick mit Salz bestreut wurde, sodass die Austern gut stehen.
- Die Austern im Ofen (Mitte) ca. 30 Sekunden gratinieren, bis die Sauce béarnaise eine goldbraune Farbe annimmt.
- Auf jeden Teller ca. 100 g Haushaltssalz geben, 3 gratinierte Austern darauflegen und servieren.

Nährwerte:
1 Portion (320 g): 435 kcal, 19 g Eiweiß (18 E%), 36 g Fett (73 E%), 10 g Kohlenhydrate (9 E%)

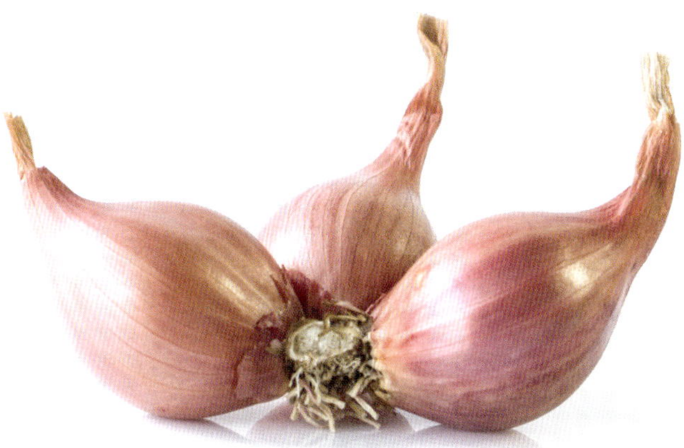

FÜR 4 PERSONEN

Schellfisch im Backofen gebraten mit mediterranen Aromen

- 4 Schellfischfilets (à 200 g)
- 1 Zitrone (Bio)
- 16 bunte Cherrytomaten (gelb, rot)
- 200 g Büffelmozzarella
- 3 EL Olivenöl
- 16 schwarze Oliven (Kalamata, entsteint, in Lake)
- 2 EL kleine Kapern (Glas)
- 4 Zweige frischer Thymian
- 2 EL Pinienkerne
- 1 kleiner Bund frisches Basilikum
- Fleur de Sel und Zitronenpfeffer nach Geschmack

- Die Fischfilets säubern, enthäuten und eventuell entgräten.
- Den Backofen auf 220° Umluft vorheizen.
- Zitrone schälen und das Fruchtfleisch grob würfeln. Tomaten waschen und halbieren. Mozzarella in dünne Scheiben schneiden.
- Ein Backblech mit 2 EL Olivenöl bepinseln und die Schellfischfilets darauflegen. Die Filets mit Fleur de Sel und Zitronenpfeffer würzen.
- Die Fischfilets mit Cherrytomaten, Zitronenstückchen, Oliven, Kapern und den Thymianzweigen bedecken. Die Pinienkerne darüberstreuen, mit den Büffelmozzarellascheiben belegen und das restliche Olivenöl darüber träufeln.
- Die Fischfilets im Ofen (Mitte) ca. 20 Minuten goldbraun braten.
- In der Zwischenzeit das Basilikum waschen, trocken schütteln und entstielen.
- Kurz vor dem Servieren die Schellfischfilets mit den Basilikumblättern garnieren.

Nährwerte:
1 Portion (360 g): 455 kcal, 47 g Eiweiß (42 E%), 27 g Fett (54 E%), 4 g Kohlenhydrate (4 E%)

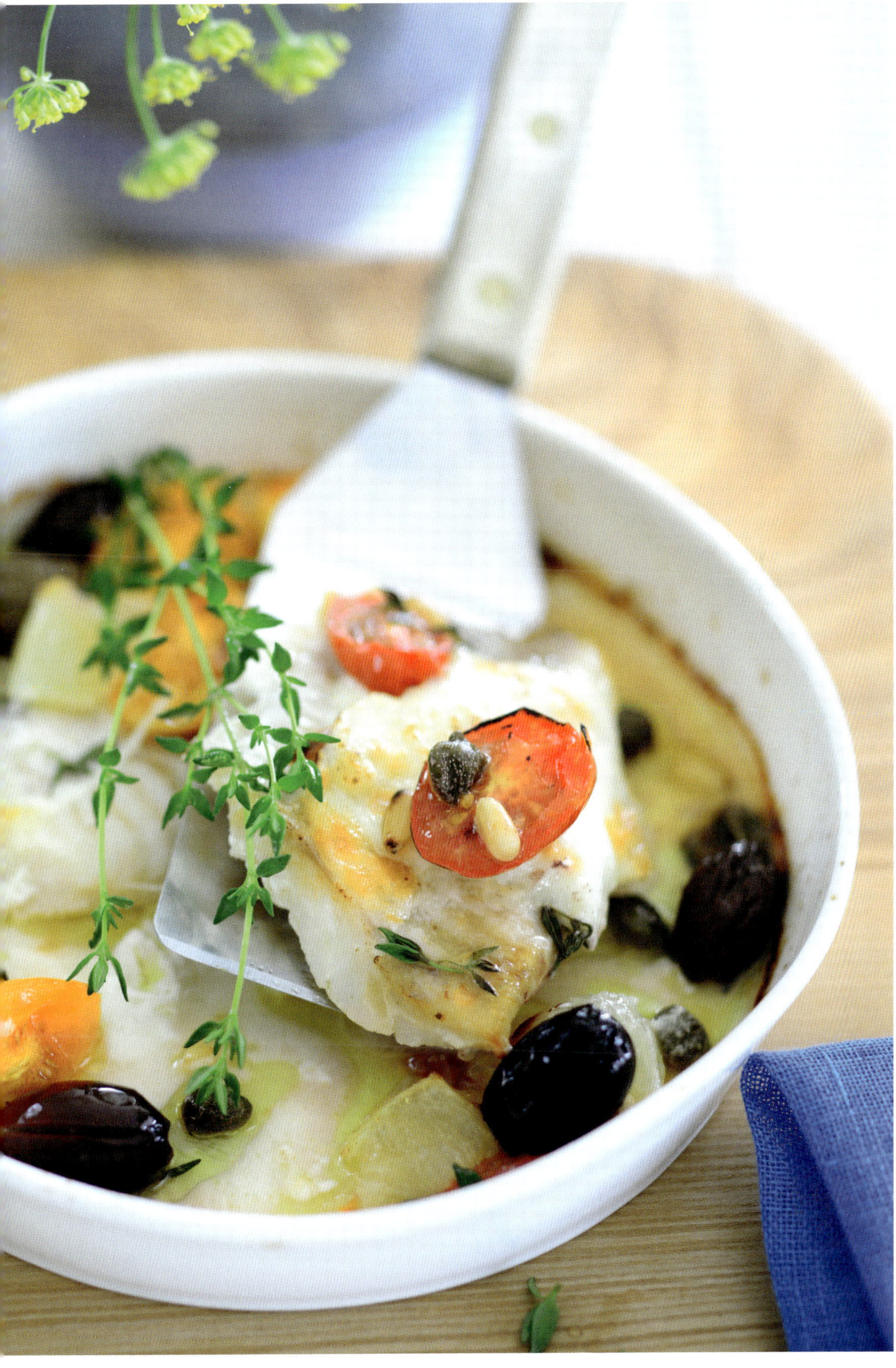

FÜR 4 PERSONEN

Wakame-Algen-Glasnudel-Salat

mit in Sesam gewälzten Jakobsmuscheln

- 4 g getrocknete Wakame-Algen (Asia-Laden)
- 200 g Glasnudeln
- 1/2 Salatgurke
- 1 rote Paprikaschote
- 1 kleine Schale Sojasprossen (ca. 50 g)
- 1 frische rote Chilischote
- 1 walnussgroßes Stück frischer Ingwer
- 1 kleiner Bund frische Minze
- 1 kleiner Bund frischer Koriander
- 2 EL Tamari-Sojasauce
- 2 EL Weißweinessig
- 2 EL Olivenöl
- 2 EL Sesamöl
- 12 ausgelöste Jakobsmuscheln
- 2 EL Sesamkerne
- 1 EL Sonnenblumenöl
- frische Kräuter (z. B. Koriander, Schnittlauch) nach Belieben
- Salz und frisch gemahlener Pfeffer aus der Mühle nach Geschmack

- Die Algen einen halben Tag in kaltem Wasser einweichen und immer mal wieder das Wasser wechseln. Anschließend mehrmals unter fließendem Wasser spülen und dann abtropfen lassen.
- Die Glasnudeln nach Packungsanleitung mit kochendem Wasser übergießen, kurz ziehen lassen, abgießen und mit kaltem Wasser gut spülen. Daraufhin mit einer Schere zerteilen.
- Algen, Gurke und Paprika in sehr feine Streifen schneiden. Sojasprossen abspülen und ca. 10 Sekunden in kochendem Salzwasser blanchieren.

- Chili und Ingwer in feine Würfel schneiden. Minze und Koriander waschen, trocken schütteln und fein hacken.
- Chili, Ingwer, Minze, Koriander, Sojasauce, Essig sowie Oliven- und Sesamöl zu einer Marinade verrühren. Die Glasnudeln mit den Gemüsestreifen, Sojasprossen sowie den Algen und der Marinade vermengen. Mit Salz und Pfeffer abschmecken.
- Die Jakobsmuscheln mit wenig Salz und Pfeffer würzen, im Sesam wälzen und gut festdrücken.
- Sonnenblumenöl in einer beschichteten Pfanne erhitzen und die Jakobsmuscheln auf beiden Seiten jeweils ca. 2 Minuten bei mittlerer Hitze goldbraun braten.
- Kräuter waschen und trocken schütteln.
- Den Wakame-Algen-Glasnudel-Salat auf Tellern verteilen, die gebratenen Jakobsmuscheln darauf anrichten, mit den ungeschnittenen Kräutern garnieren und sofort servieren.

Nährwerte:
1 Portion (340 g): 345 kcal, 14 g Eiweiß (16 E%), 17 g Fett (43 E%), 35 g Kohlenhydrate (41 E%)

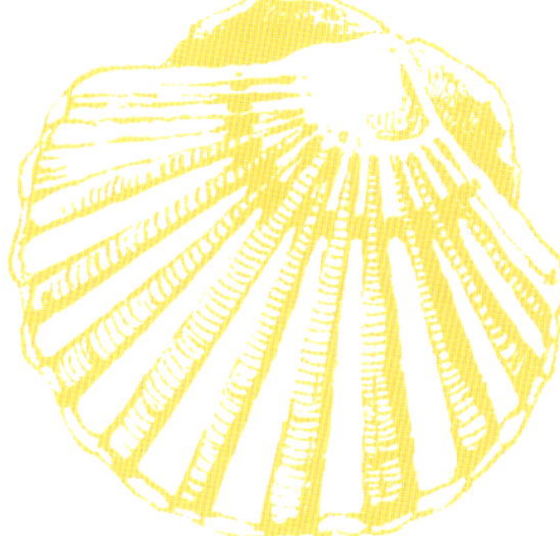

Seeteufelmedaillons

mit orientalischer Gewürzkruste an Sauce von Ingwer und Limonengras auf Topinamburpüree

Für die Kruste:

- 150 g Butter
- 2 Eigelbe
- 2 Scheiben trockenes Vollkornbrot
- je 1 Msp. Kreuzkümmel, Kardamom, Szechuanpfeffer, Piment und Zimt (alternativ können Sie auch fertig gemischtes Ras el Hanout, eine marokkanische Gewürzmischung aus mindestens 37 verschiedenen Gewürzen, verwenden)
- Salz nach Geschmack

Für das Topinamburpüree:

- 250 g Topinamburknollen
- 25 g Butter
- frisch geriebene Muskatnuss, Salz und Pfeffer nach Geschmack

Für die Sauce:

- 150 ml Fischfond (Glas)
- 1 Spritzer Pernod
- 1 Stange Limonengras
- 1 TL frisch gehackter Ingwer
- 200 ml Sahne
- 1 EL kalte Butter
- Salz und Pfeffer nach Geschmack

- 4 Stück Seeteufelmedaillons (à 150 g)
- 2 EL Olivenöl
- Salz und Pfeffer nach Geschmack

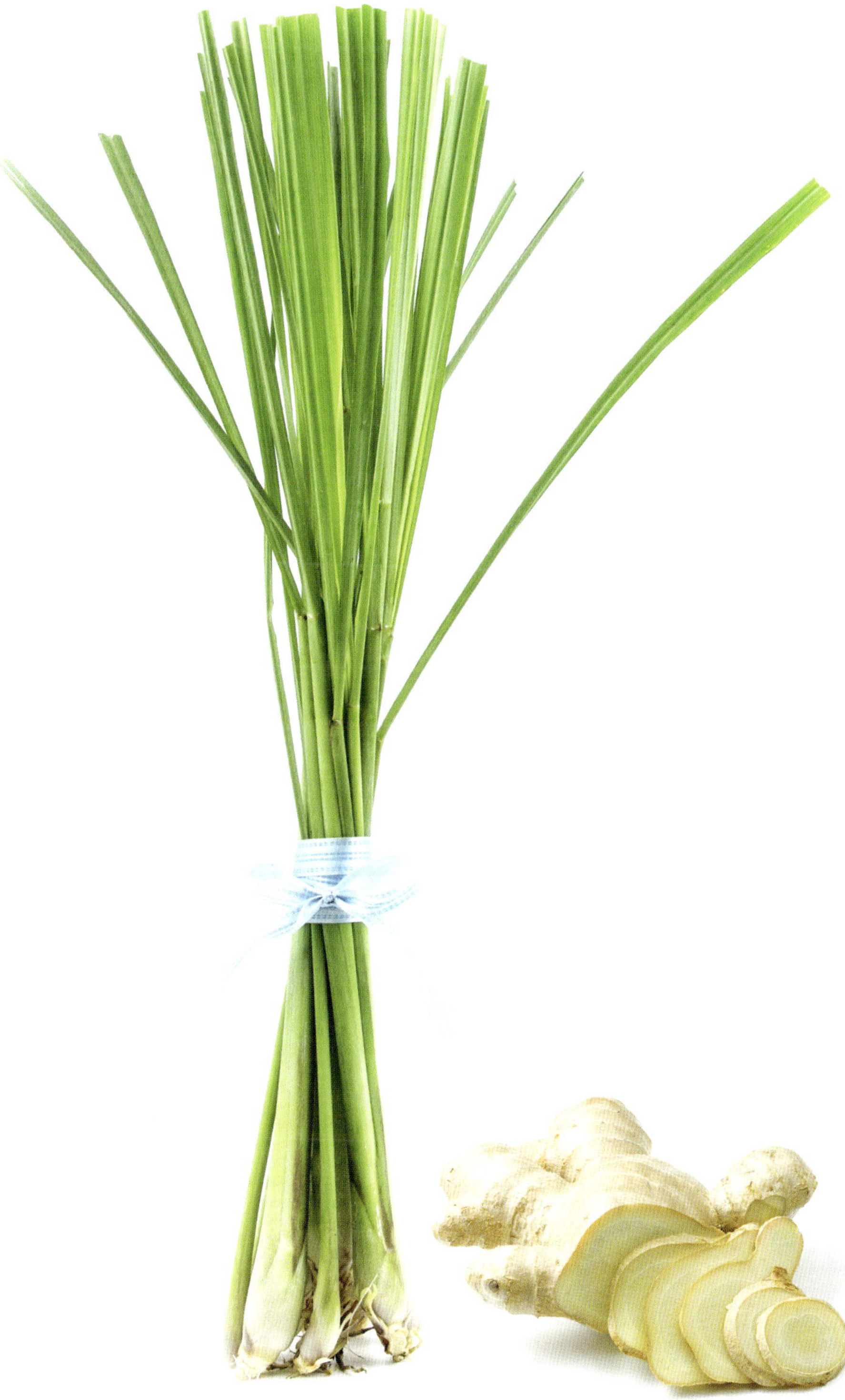

- Für die Kruste alle Zutaten in einem Mixer klein hacken, bis eine homogene Paste entsteht. Die Krustenpaste in Frischhaltefolie zu einer Rolle formen und im Kühlschrank ca. 2 Stunden fest werden lassen.
- Die Topinamburknollen waschen und schälen. Topinambur in kochendem Salzwasser weich kochen, was je nach Größe etwa 20–25 Minuten benötigt. Im Sieb abtropfen lassen, in den Mixer geben und mit der Butter sowie Muskat, Salz und Pfeffer zu einem Püree zerkleinern. Das Topinamburpüree in einen Topf geben und zur Seite stellen.
- In einer Kasserolle (alternativ kleiner Topf) Fischfond und Pernod etwas einreduzieren lassen.
- Das trockene Ende und die trockenen Blätter vom Limonengras entfernen und mit einem Fleischklopfer oder Teigroller auf die Stange klopfen. Ingwer und Limonengras in die Reduktion geben, mit Sahne aufgießen und weiter einreduzieren lassen. Anschließend durch ein Sieb in eine andere Kasserolle abgießen. Kurz vor dem Servieren mit der Butter aufmontieren und mit Salz und Pfeffer abschmecken.
- Den Backofen auf 200° Grillstufe vorheizen.
- Seeteufel abspülen und trocken tupfen.
- Olivenöl in einer backofengeeigneten Pfanne erhitzen und die Seeteufelmedaillons auf beiden Seiten anbraten und mit Salz und Pfeffer würzen. Jedes Medaillon mit einer Scheibe der Gewürzkruste belegen und im Ofen (oben) ca. 1–3 Minuten gratinieren lassen.
- Das Topinamburpüree auf vorgewärmte Teller geben, die Seeteufelmedaillons auf das Püree setzen und die Sauce darum nappieren.

Nährwerte:
1 Portion (380 g): 745 kcal, 31 g Eiweiß (17 E%), 64 g Fett (77 E%), 12 g Kohlenhydrate (6 E%)

FÜR 4 PERSONEN

Knurrhahnfilet

mit karamellisiertem Babyfenchel auf schwarzem Nudelbett

- 4 Filets vom Knurrhahn (à 150 g)
- 4 Babyfenchelknollen
- 2 TL Currypulver (alternativ 1 TL Kurkuma)
- 5 EL Butter
- 2 EL Zucker
- 150 g schwarze Nudeln
- 2 EL Olivenöl
- 1 EL gehackte Schalotten
- 8–12 Basilikumblätter
- Salz und Pfeffer nach Geschmack

- Knurrhahn vom Fischhändler filetieren lassen.
- Fenchelknollen, wenn nötig, putzen und den Strunk mit einem kleinen spitzen Messer oder einem Melonenausstecher entfernen. Die ganzen Knollen zusammen mit dem Currypulver in einen Topf mit kochendem Salzwasser geben und in etwa 10 Minuten bei mittlerer Hitze bissfest garen.
- Den Fenchel aus der Brühe nehmen (Brühe nicht wegschütten!) und etwas abkühlen lassen. Die Knollen halbieren, fächerartig einschneiden und das hintere Ende dabei zusammen lassen.
- 3 EL Butter und Zucker in einer beschichteten Pfanne bei mittlerer Hitze so lange erhitzen, bis sich der Zucker aufgelöst hat. Anschließend unter ständigem Rühren karamellisieren, bis die Farbe hellbraun wird.
- Die Pfanne vom Herd nehmen und die Fenchelfächer vorsichtig auf den Karamell geben. (Hinweis: Vorsicht, der Karamell ist sehr heiß!)
- Die Pfanne wieder auf den Herd stellen und bei geringer Hitze köcheln lassen, dabei immer etwas vom Fenchelsud zugeben, sodass etwas Sauce entsteht. Diese mit Salz und Pfeffer abschmecken.
- Die Nudeln in Salzwasser bissfest kochen.

- In der Zwischenzeit die Fischfilets abspülen, trocken tupfen und mit Salz und Pfeffer würzen.
- Den Backofen auf 100° Umluft vorheizen.
- Öl in einer beschichteten, backofengeeigneten Pfanne erhitzen und die Fischfilets zusammen mit den Schalotten ca. 3–4 Minuten bei mittlerer Hitze auf der Hautseite anbraten. Den Fisch anschließend im Ofen (Mitte) für weitere 4 Minuten ziehen lassen.
- Die Nudeln abgießen. 2 EL Butter in den noch heißen Kochtopf geben, die abgetropften Nudeln zurück in den Topf geben und in der Butter schwenken, bis sie geschmolzen ist.
- Die Nudeln auf den vorgewärmten Tellern als Nest anrichten. Den Fenchelfächer und das Knurrhahnfilet dazugeben und mit dem Fenchelsud überziehen. Mit den Basilikumblättern garnieren und sofort servieren.

Nährwerte:
1 Portion (345 g): 470 kcal, 36 g Eiweiß (31 E%), 20 g Fett (38 E%), 36 g Kohlenhydrate (31 E%)

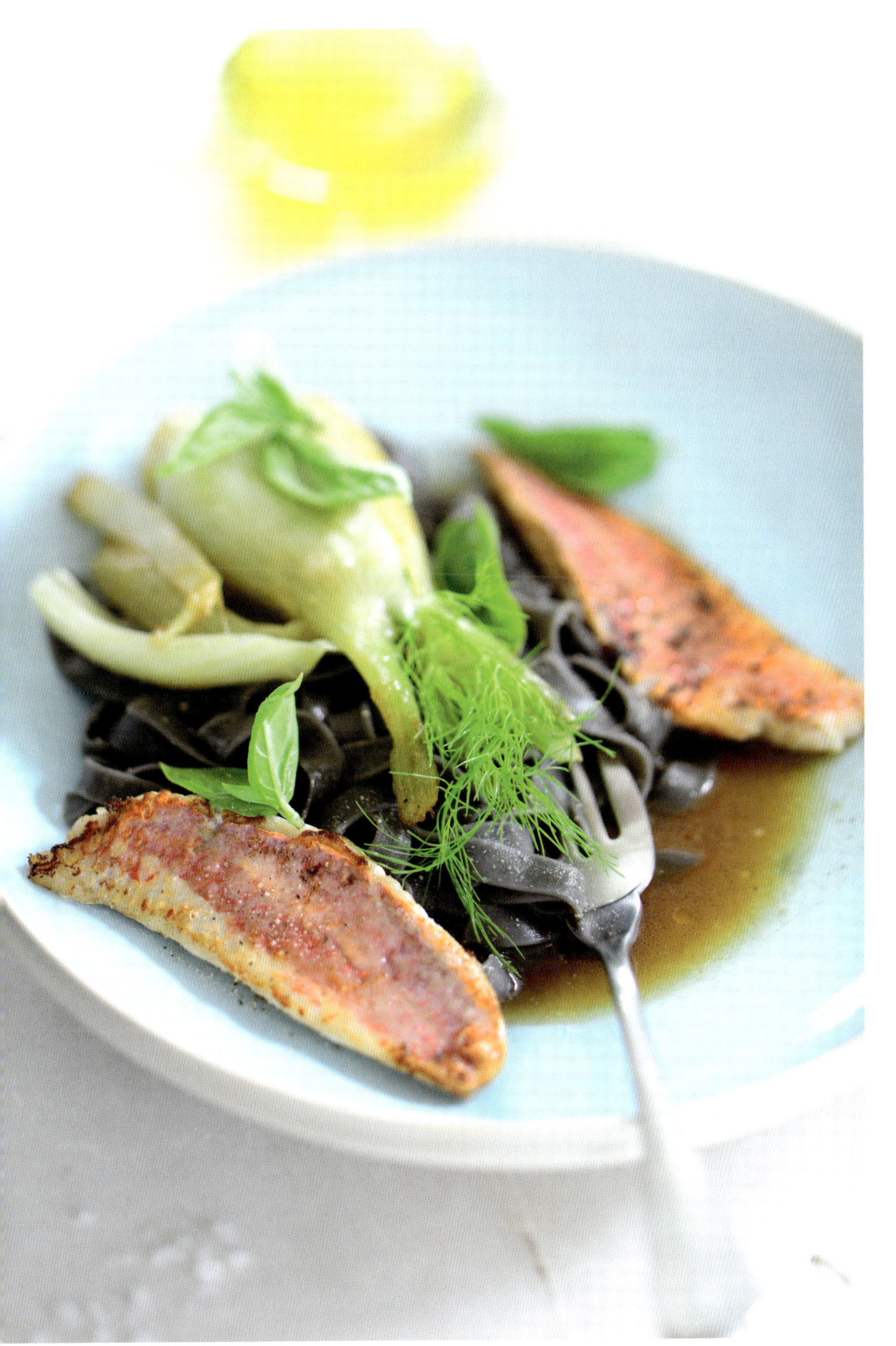

FÜR 4 PERSONEN

Risotto

mit zweierlei Algen und Parmesantalern

- 100 g frische Kombu-Algen
- 200 g frische Haricots-de-Mer-Algen (Braunalgen, Meeresbohne oder Meeresspaghetti)
- 120 g frisch geriebener Parmesan (für die Parmesantaler)
- 2–3 Schalotten
- 2 Knoblauchzehen
- 2 Stangen Bleichsellerie
- 1 Karotte
- 1 kleiner Bund frische glatte Petersilie
- 6 EL Olivenöl
- 250 g Risottoreis (Arborio)
- 200 ml trockener Weißwein
- 500 ml Fisch- oder Gemüsebrühe (Glas)
- 1 kleine Dose Tomaten
- 3 EL Butter
- 4 EL frisch geriebener Parmesan
- Salz und Pfeffer aus der Mühle nach Geschmack

- Die Kombu-Algen ca. 1,5 Stunden in kaltem Wasser wässern.
- Die Haricots-de-Mer-Algen gut waschen und dann 1 Minute in kochendem Wasser blanchieren. Abtropfen und abkühlen lassen.
- Den Backofen auf 180° Umluft vorheizen.
- Ein Backblech mit Backpapier auslegen. Aus dem Parmesan 4 kleine Häufchen bilden und mit ausreichend Abstand auf das Backpapier setzen. Die Parmesantaler im Ofen (Mitte) ca. 4–5 Minuten goldbraun backen. Herausnehmen und abkühlen lassen. Mit einem Kuchenspatel vorsichtig vom Blech nehmen.
- Schalotten, Knoblauch, Sellerie, Karotte und Petersilie sehr fein hacken und in einer Kasserolle (alternativ kleiner Topf) in Olivenöl anschwitzen. Reis

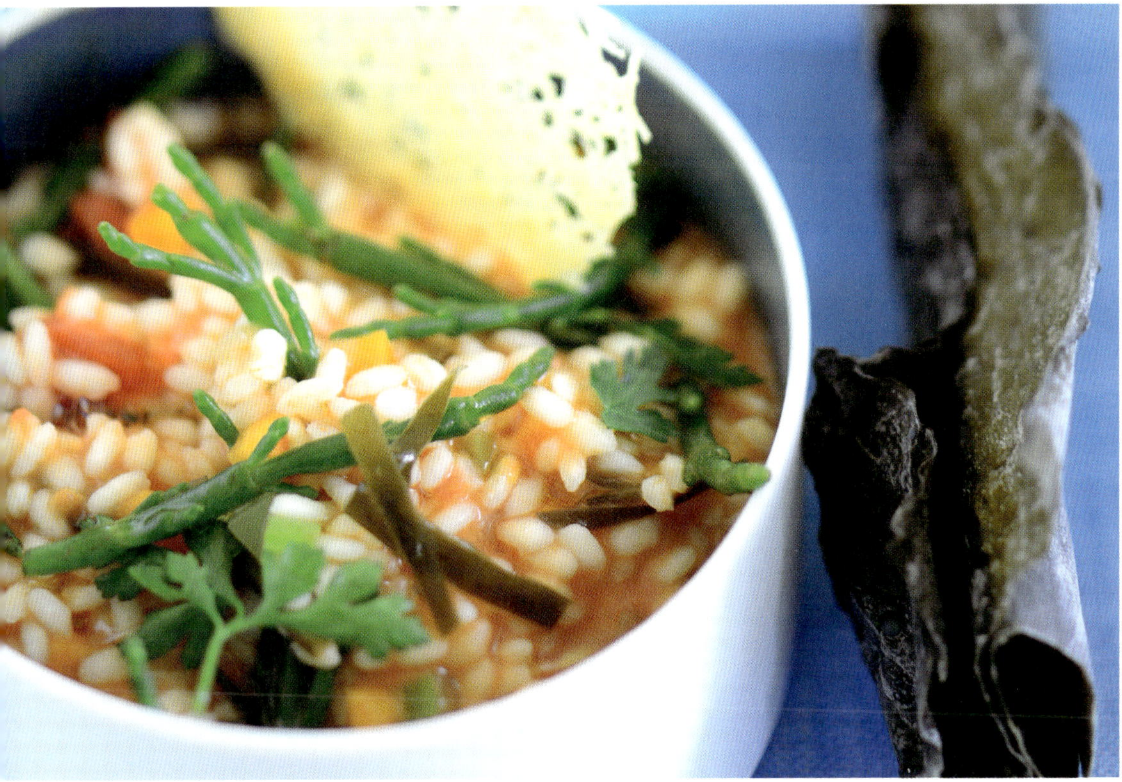

zugeben, alles zusammen kurz anbraten und anschließend mit dem Weißwein ablöschen.

- Die Brühe in einem weiteren Topf erhitzen und anschließend nach und nach zum Risotto geben und leise köcheln lassen.
- Die Tomaten klein schneiden und (mit dem Saft) ebenfalls zum Risotto hinzufügen. Das Ganze insgesamt etwa 35–40 Minuten bei niedriger Hitze ohne Deckel köcheln lassen, dabei immer wieder umrühren.
- In der Zwischenzeit die Kombu- und Harricots-de-Mer-Algen klein schneiden und kurz vor dem Servieren zum Risotto geben.
- Das Risotto mit Salz und Pfeffer abschmecken, Butter und Parmesan unterrühren.
- Das Risotto mit zweierlei Algen auf vorgewärmten Tellern anrichten, mit den Parmesantalern garnieren und servieren.

Nährwerte:
1 Portion (570 g): 655 kcal, 27 g Eiweiß (17 E%), 33 g Fett (46 E%), 60 g Kohlenhydrate (37 E%)

FÜR 4 PERSONEN (ERGIBT 3 MAKI-SUSHI-ROLLEN)

Maki-Sushi

mit Krebsfleisch, Thunfisch und Lachs

- 250 g Sushireis
- 400 ml Wasser
- 2 EL japanischer Reisessig
- 1 gestrichener EL Zucker
- 1 TL Salz
- 1 Packung Nori-Blätter
- 1 Tube Wasabipaste
- 200 g Flusskrebse (ausgelöst, in Lake)
- 200 g Thunfischfilet (roh, Sushi- bzw. Sashimiqualität)
- 200 g Lachsfilet (roh, in Sushiqualität)
- 1 Packung eingelegter Ingwer (ca. 100 g)
- 8 EL Sojasauce (japanisch)
- frisch gehackte Kräuter (z. B. Koriander, Schnittlauch) nach Belieben
- 3 Küchentücher oder Sushimatten

- Sushi-Reis in einem Sieb unter fließendem kaltem Wasser abspülen, bis das Wasser klar abläuft. Den Reis anschließend gut abtropfen lassen.
- Wasser aufkochen, die abgetropften Reiskörner zugeben und ebenfalls kurz aufkochen lassen. Den Reis bei geringer Hitze und zugedeckt ca. 10 Minuten ziehen lassen. Vom Herd nehmen, zwischen Deckel und Topf ein frisches Geschirrtuch legen und den Reis etwa 10 Minuten abkühlen lassen.
- In der Zwischenzeit Reisessig, Zucker und Salz in einen Topf geben und kurz aufkochen. Anschließend abkühlen lassen.
- Den Reis in eine große Schüssel füllen, die Essig-Salz-Zucker-Mischung darüberträufeln und mit einem Holzlöffel vorsichtig unterziehen (nicht rühren!). Die Schüssel mit dem feuchten Geschirrtuch abdecken.
- Die Nori-Blätter auf die Küchentücher bzw. Sushimatten legen, den kalten Reis daraufstreichen und den Rand dabei etwa 1 cm frei lassen. Wichtig ist,

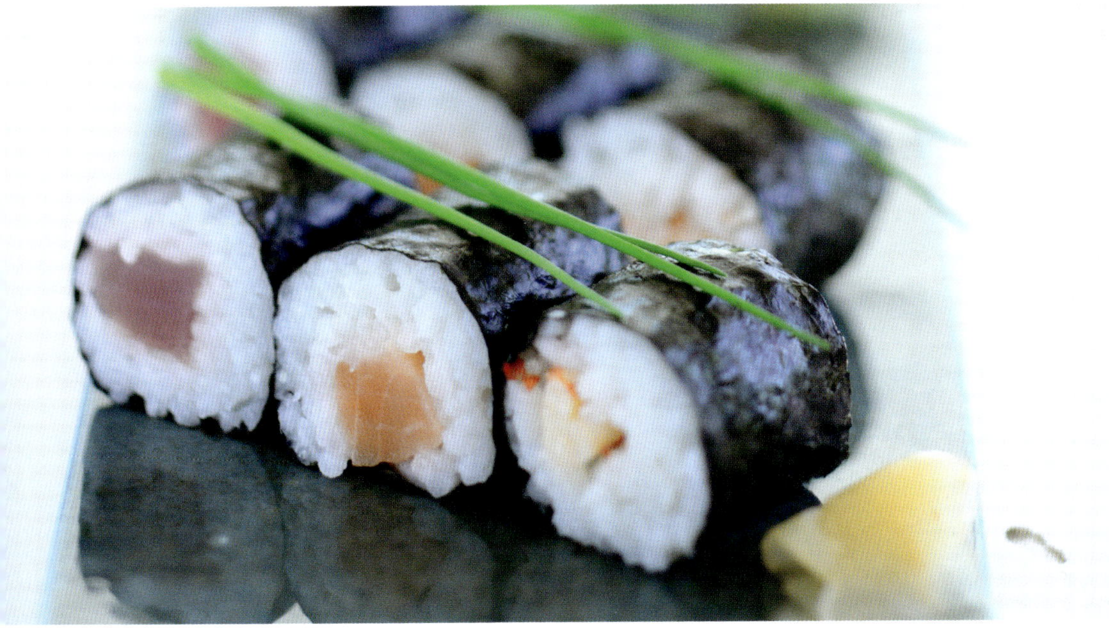

den Reis nicht zu dick, aber gleichmäßig aufzutragen. Anschließend eine hauchdünne Schicht Wasabi auf den Reis streichen.

- Die erste Sushirolle mit den Flusskrebsen belegen. Dazu die Krebse am unteren Rand der Nori-Blatt-Reis-Lage gleichmäßig auf den Reis legen und etwas eindrücken. Den Nori-Blattrand mit etwas Wasser anfeuchten und mithilfe des Tuches bzw. der Matte eine feste Rolle wickeln.
- Eine weitere Nori-Blatt-Reis-Lage, wie zuvor beschrieben, vorbereiten. Den Thunfisch in gleichmäßig dicke Längsstreifen schneiden und ebenfalls (wie beschrieben) auf die Nori-Blatt-Reis-Lage legen und aufrollen.
- Auch die dritte Sushirolle mit Lachs wird auf eben diese Weise zubereitet.
- Die Rollen für mindestens 1 Stunde im Kühlschrank kühl stellen. Kurz vor dem Servieren mit einem Messer in Sushirollen schneiden. Das Messer dazu am besten immer wieder in Essigwasser eintauchen, damit der Reis nicht am Messer klebt.
- Je ein kleines Schälchen mit Wasabipaste, Ingwer und Sojasauce befüllen und die verschiedenen geschnittenen Sushirollen gleichmäßig auf einer Platte verteilt daneben anrichten und mit den Kräutern garnieren.

Nährwerte:
1 Portion (380 g): 475 kcal, 36 g Eiweiß (31 E%), 12 g Fett (23 E%), 55 g Kohlenhydrate (46 E%)

FÜR 4 PERSONEN

Tagliatelle

mit Pilzen und Hijiki-Algen

- 100 g Hijiki-Algen (getrocknet)
- 4 Frühlingszwiebeln
- 6–8 Frühlingsknoblauchzehen
- 1/2 frische rote Chilischote
- 1 Limette
- 250 g frische gemischte Pilze (Champignons, Austernpilze, Shiitake)
- 4 EL Olivenöl
- 400 g Tagliatelle
- 1/2 Bund glatte Petersilie
- Salz und Pfeffer nach Geschmack

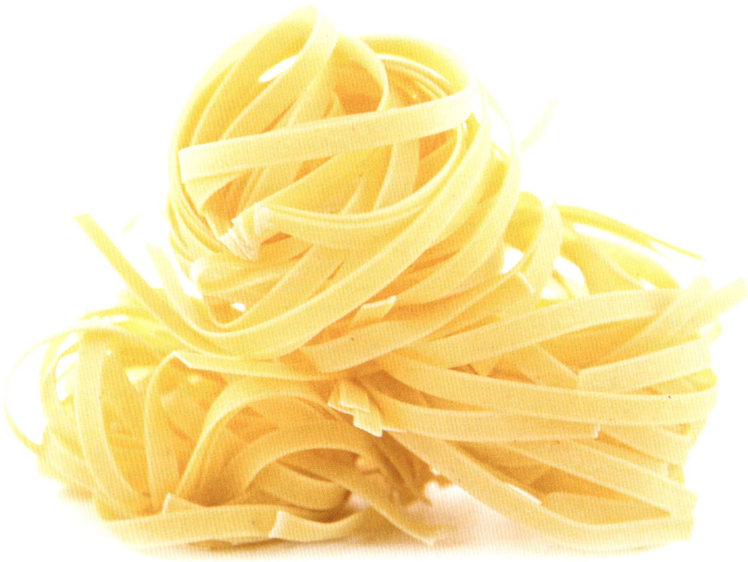

- Die Algen gründlich in kaltem Wasser waschen und in einer großen Schüssel maximal 20 Minuten in kaltem Wasser einweichen. Danach mehrmals unter fließendem Wasser spülen und abtropfen lassen.
- In einem großen Topf Wasser zum Kochen bringen und die Algen nach Angabe auf der Packung kochen (je nach Sorte kann dies bis zu 50 Minuten betragen). Dabei darauf achten, dass die Algen „al dente" bleiben, also nicht weich gekocht sind. Die Algen anschließend in ein Sieb gießen und abtropfen lassen.
- Frühlingszwiebeln waschen, trocknen und in dünne Scheiben schneiden. Knoblauch schälen und fein hacken. Chili ebenfalls fein hacken.
- Die Limette mit heißem Wasser abwaschen und die Schale dünn abschneiden. Letztere in feine Juliennestreifen schneiden. Die Limette auspressen und den Saft auffangen (der Saft wird gleich benötigt).
- Die Pilze mit einem Küchenpapier oder Pinsel säubern und in feine Scheiben bzw. Streifen schneiden.
- 2 EL Öl in einer beschichteten Pfanne erhitzen und Pilze, Lauchzwiebeln, Knoblauch, Chiliwürfel sowie Algen zugeben und anschwitzen. Limettensaft und Limettenjulienne zugeben und alles zusammen für 10 Minuten weitergaren. Mit Salz und Pfeffer würzen.
- In der Zwischenzeit die Tagliatelle in kochendem Salzwasser „al dente" kochen, in ein Sieb abgießen und mit dem restlichen Olivenöl vermengen.
- Petersilie waschen, trocken schütteln und fein schneiden.
- Die Tagliatelle mit dem Pilz-Algen-Gemüse vermengen, mit der Petersilie garnieren und sofort servieren.

Nährwerte:
1 Portion (480 g): 520 kcal, 17 g Eiweiß (14 E%), 14 g Fett (24 E%), 80 g Kohlenhydrate (62 E%)

FÜR 4 PERSONEN (ERGIBT 4 FLADEN)

Avocado-Wakame-Algen-Wrap

- 50 g frische Wakame-Algen (in Salz konserviert)
- 2 Frühlingsknoblauchzehen
- 2 Schalotten
- 2 reife Avocado
- 1 kleine frische grüne Chilischote
- Saft von 1/2 Zitrone
- 1 kleine rote Paprikaschote
- 2 EL kleine Kapern (Glas)
- 1/4 Eisbergsalat
- 4 Wrapfladen (abgepackt)
- Salz nach Geschmack

- Algen abspülen und für einige Minuten in kaltem Wasser liegenlassen.
- Knoblauch und Schalotten schälen und in feine Würfel schneiden. Avocado halbieren, entkernen, schälen und in gröbere Stücke schneiden. Chilischote halbieren und entkernen. Die Zutaten in einen Mixer geben. Mit Zitronensaft und Salz würzen und zu einer homogenen Masse vermischen.
- Paprika waschen, halbieren, entkernen und in feine Würfel schneiden. Algen abtropfen lassen und mit einem Messer klein schneiden. Algen mit den Paprikawürfeln und den Kapern vermischen und anschließend mit der Avocadomasse vermengen. Eventuell noch mit etwas Salz abschmecken.
- Eisbergsalat putzen und in feine Streifen schneiden.
- Den Backofen auf 180° Umluft vorheizen.
- Die Wrapfladen im Ofen (Mitte) ca. 1 Minute erhitzen. Anschließend auf der Arbeitsfläche auslegen, mit der Avocado-Algen-Creme bestreichen, den Eisbergsalat daraufgeben und zu Wraps aufrollen.
- Die Wraps in der Mitte schräg durchschneiden und auf einer Platte oder Tellern servieren.

Nährwerte:
1 Portion (255 g): 295 kcal, 5 g Eiweiß (6 E%), 18 g Fett (55 E%), 28 g Kohlenhydrate (39 E%)

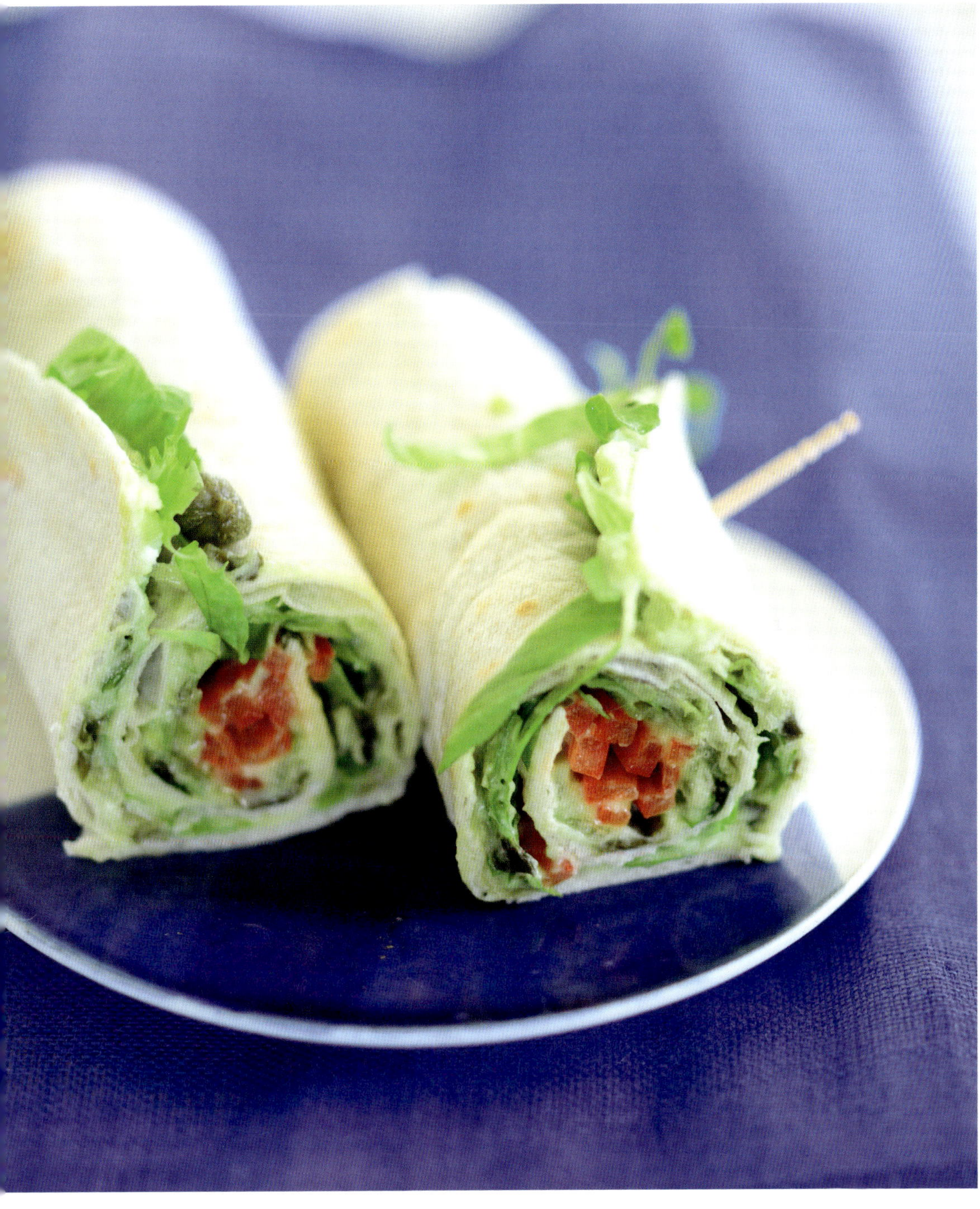

FÜR 4 PERSONEN

Salatpotpourri

mit Salicorne- und Arame-Algen an fruchtigem Dressing

- 1 kleine Handvoll (ca. 40 g) Arame-Algen (getrocknet)
- 100 g Salicorne-Algen (oder Passepierre)
- 1 kleine reife Mango
- 2 TL Dijon-Senf
- 1 TL brauner Zucker
- Saft von 1 Limette
- Saft von 1/2 Orange
- 2 EL Olivenöl
- 2 EL Sesamöl
- 4 Portionen (je 1 Handvoll) junger Salat
  (z. B. Babyspinat, Sauerampfer, Rucola, Löwenzahn)
- 12 Cocktailtomaten (rot, gelb)
- Salz und Pfeffer nach Geschmack

- Die Arame-Algen in kaltem Wasser ca. 1 Stunde einweichen lassen. Dann abgießen und gut spülen. Die Algen ca. 10 Minuten in Wasser kochen. Hinweis: Nicht zu weich kochen, die Algen sollen noch „al dente" bleiben.
- Die Salicorne-Algen säubern und waschen. Die Salicorne können roh verwendet werden. Alternativ können sie auch kurz in kochendem Wasser blanchiert oder in Olivenöl angebraten werden.
- Die Mango schälen und in Spalten schneiden. 1/3 der Spalten werden für das Dressing verwendet, 2/3 kommen auf den Salat.
- Für das Dressing Mango, Senf, Zucker, Limetten- und Orangensaft, Oliven- und Sesamöl sowie Salz und Pfeffer in einen Mixer geben und zu einem fruchtigen Dressing vermischen.
- Den Salat putzen, in mundgerechte Stücke zupfen und in eine große Schüssel geben. Die Tomaten waschen, halbieren und ebenfalls in die Schüssel geben. Die beiden Algensorten unter den Salat mischen.
- Vor dem Servieren das Dressing über das Salatpotpourri geben und unterheben. Den Salat mit den Mangospalten anrichten und servieren.

Nährwerte:
1 Portion (255 g): 190 kcal, 4 g Eiweiß (8 E%), 11 g Fett (52 E%), 19 g Kohlenhydrate (40 E%)

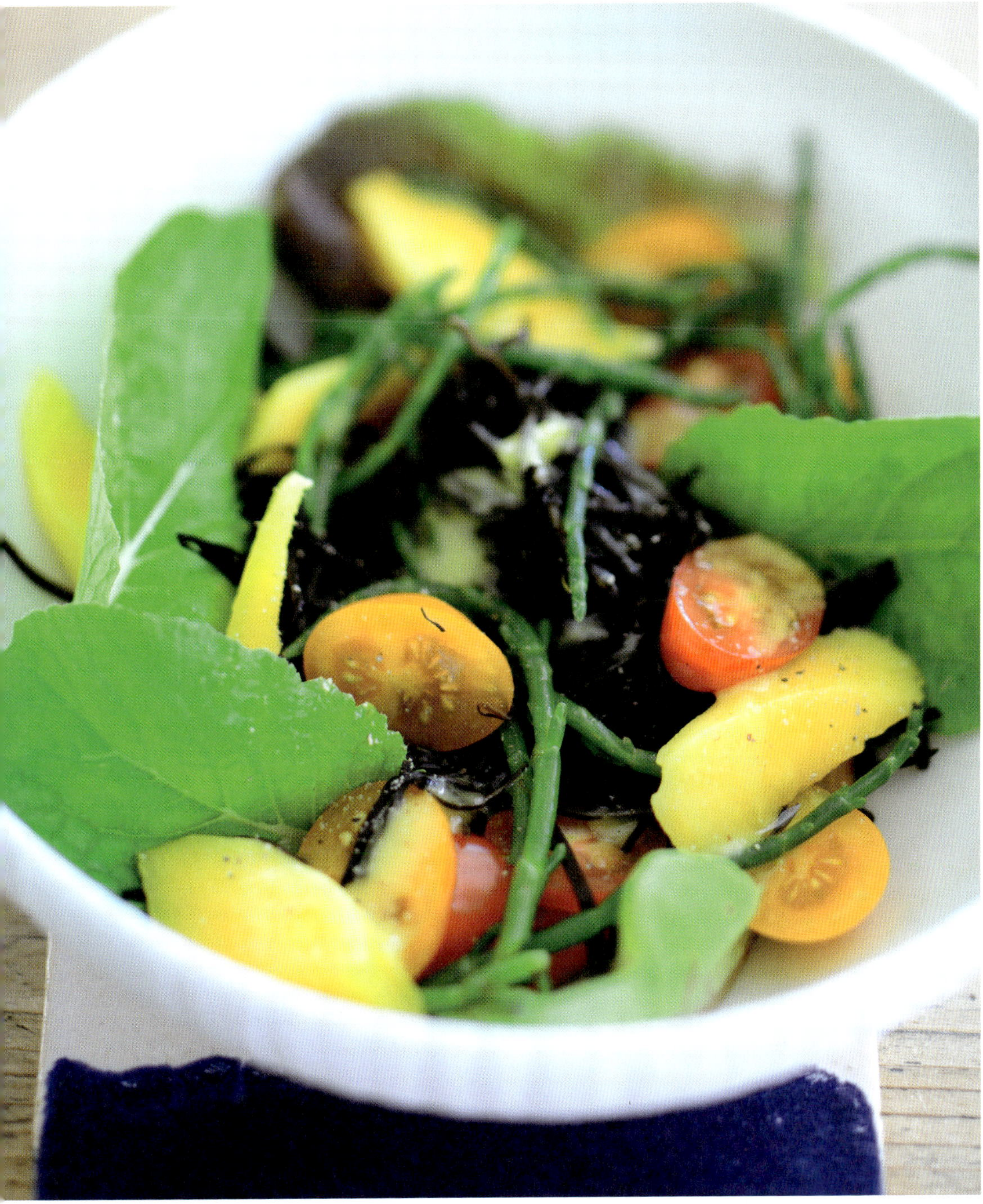

FÜR 4 PERSONEN

Pikante Reispfanne

mit Gemüse und Kombu-Algen

- 60 g Kombu-Algen (getrocknet, alternativ Arame oder Dulse)
- 200 g Basmatireis
- 1 TL Curcumapulver
- 150 g Brokkoliröschen
- 150 g Karotten
- 150 g Kaiserschoten
- 100 g Thaispargel
- 150 g Shiitakepilze
- 1 kleines Stück frischer Ingwer
- 4 Knoblauchzehen
- 2 EL Rapsöl (alternativ Sesamöl)
- 1 TL rote Currypaste
- Salz und Pfeffer nach Geschmack
- Wok (alternativ große beschichtete Pfanne)

- Die Kombu-Algen ca. 1 Stunde in kaltem Wasser einweichen und das Einweichwasser dabei mehrmals wechseln. Die Algen anschließend abtropfen und in feine Streifen schneiden (Hinweis: Arame- oder Dulse-Algen nach Anweisung auf der Packung zubereiten).
- Den Reis entsprechend der Packungsangaben mit Curcuma und etwas Salz kochen.
- In der Zwischenzeit den Brokkoli, Karotten, Kaiserschoten und Thaispargel waschen und putzen.
- Karotten in feine Stifte, Kaiserschoten in Rauten schneiden. Spargel in der Mitte durchschneiden. Brokkoli, Karotten und Kaiserschoten kurz in kochendem Wasser blanchieren.
- Die Pilze säubern und vierteln.
- Ingwer und Knoblauch schälen und in feine Würfel schneiden.

- Öl in einem Wok erhitzen und Knoblauch, Ingwer und Currypaste darin kurz scharf anbraten. Das Gemüse, die Shiitakepilze und die Algenstreifen zugeben und mit Salz und Pfeffer würzen. Kurz vor dem Servieren den Reis untermischen.

Nährwerte:
1 Portion (410 g): 330 kcal, 13 g Eiweiß (16 E%), 6 g Fett (17 E%), 55 g Kohlenhydrate (67 E%)

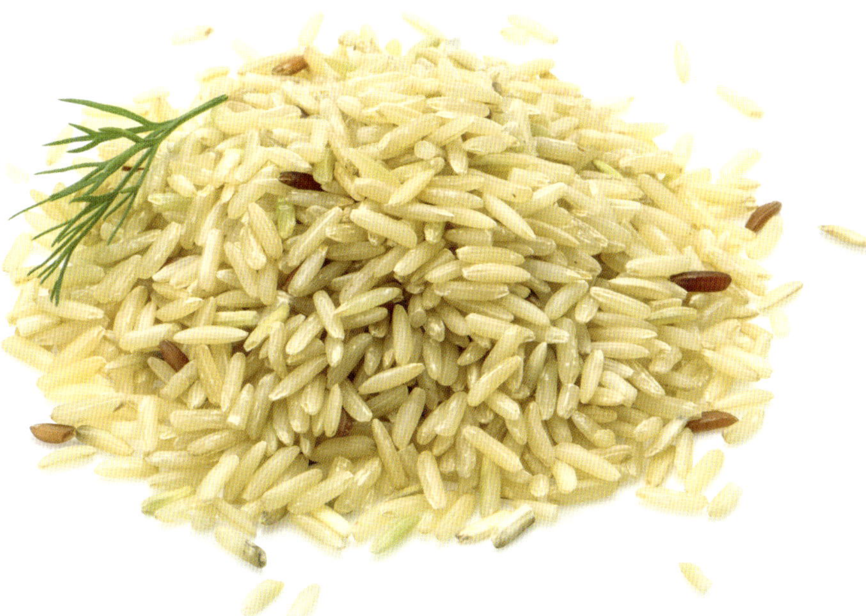

FÜR 4 PERSONEN

Französische Fischsuppe

mit warmem Knoblauchbrot

- 500 ml Fischfond (siehe Rezept unten)
- 2 cl Pernod
- 1 Frühlingsknoblauchzehe
- 2 kleine Karotten
- 1/2 Stange Lauch
- 1/2 Bund frische glatte Petersilie
- 150 g Edelfisch (z. B. Wildlachs, Zander, Steinbutt)
- 8 Safranfäden
- Salz und Pfeffer nach Geschmack

Für den Fischfond

- 1 kg Gräten von Edelfischen ohne Kopf (z. B. Seezunge, Steinbutt)
- 1 l Wasser
- 1 l trockener Weißwein
- 500 g Wurzelgemüse (z. B. Karotte, Sellerie, Porree, Petersilienstängel)
- 5 Pfefferkörner
- 3 Knoblauchzehen
- Salz nach Geschmack

1. Herstellung des Fischfonds:

- Die Zutaten für den Fischfond in einen großen Topf geben und ca. 45 Minuten bei geringer Hitze und ohne Deckel ziehen lassen. Der Fond sollte nicht kochen, da sonst das Eiweiß vom Fisch ausflockt. Der Fond soll während der Ziehzeit nur leise (bei max. 80–85°) dahinsimmern. Sollte dennoch Eiweiß ausflocken, dieses einfach mit einer Schaumkelle entfernen.

- Den Fond anschließend durch ein feines Sieb in einen anderen großen Topf abgießen, die Gräten und Gemüsestücke wegwerfen.
- **Hinweis:** Nach Möglichkeit verwendet man zur Herstellung des Fischfonds keinen Lachs, weil der Fond dann sehr leicht tranig schmeckt.

2. Zubereitung der Fischsuppe

- Fischfond und Pernod bei geringer Hitze in einem großen Topf erwärmen (nicht kochen!).
- In der Zwischenzeit den Knoblauch schälen und fein hacken. Karotten und Lauch putzen und in dünne Julienne schneiden. Petersilie waschen, trocken schütteln und fein hacken. Fisch in mundgerechte Stücke schneiden.
- Fisch, Knoblauch und Juliennestreifen zur Suppe geben und ca. 5 Minuten ziehen lassen. Mit Safran, Salz und Pfeffer würzen.
- Die Suppe auf vorgewärmte Teller verteilen, mit Petersilie garnieren und nach Belieben warmes Knoblauchbrot (siehe Rezept Seite 116) dazu reichen.
- **Tipps**: 1. Sie können die Suppe je nach Geschmack mit einem Tupfer Crème fraîche servieren.
  2. Die Suppe kann mit ein paar Muscheln oder feinen Venusmuscheln variiert werden.

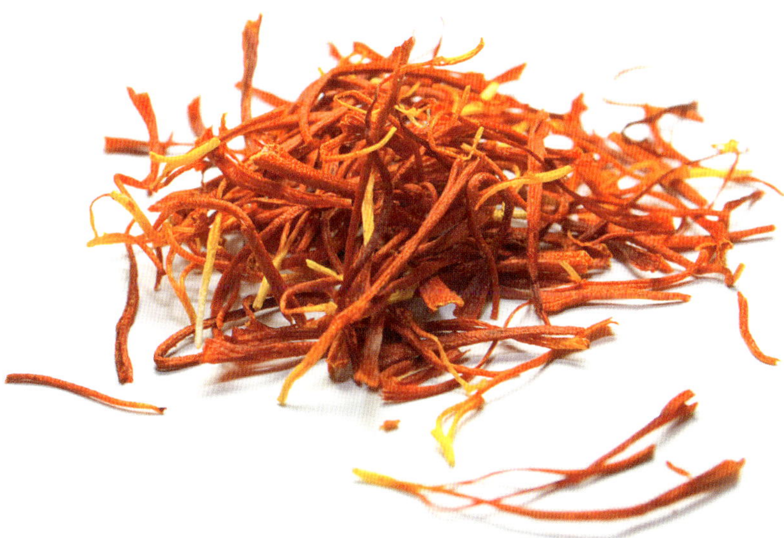

3. Weißbrot mit Sauce Aioli

Für die Sauce Aioli (ergibt ca. 250 ml):

- 4 Knoblauchzehen
- 1 Eigelb
- 3 Safranfäden
- 250 ml Sonnenblumenöl
- Meersalz und Pfeffer nach Geschmack

Für das Brot:

- 2 EL Olivenöl
- 8 Scheiben Weißbrot

- Für die Sauce Aioli den Knoblauch schälen, halbieren und den Keim entfernen (falls vorhanden). Knoblauch in einem Mörser mit einer Prise Meersalz zerdrücken. Eigelb und Safranfäden zugeben und ca. 2 Minuten gründlich verrühren. Anschließend 5 Minuten ruhen lassen.
- Die Paste aus dem Mörser nehmen und in eine Rührschüssel geben. Das Öl in einem ganz feinen Strahl unter ständigem Rühren, am besten mit einem Schneebesen, unteremulgieren.
- Für das Brot das Olivenöl in einer Pfanne erhitzen und die Weißbrotscheibchen von beiden Seiten kurz darin anbraten, bis sie goldbraun sind.
- Die Sauce Aioli auf den gerösteten Weißbrotscheiben verteilen und diese anschließend zur Fischsuppe servieren.

Nährwerte:

1 Portion Suppe mit 2 Scheiben Knoblauchbrot (345 g): 755 kcal, 22 g Eiweiß (12 E%), 58 g Fett (69 E%), 34 g Kohlenhydrate (18 E%)

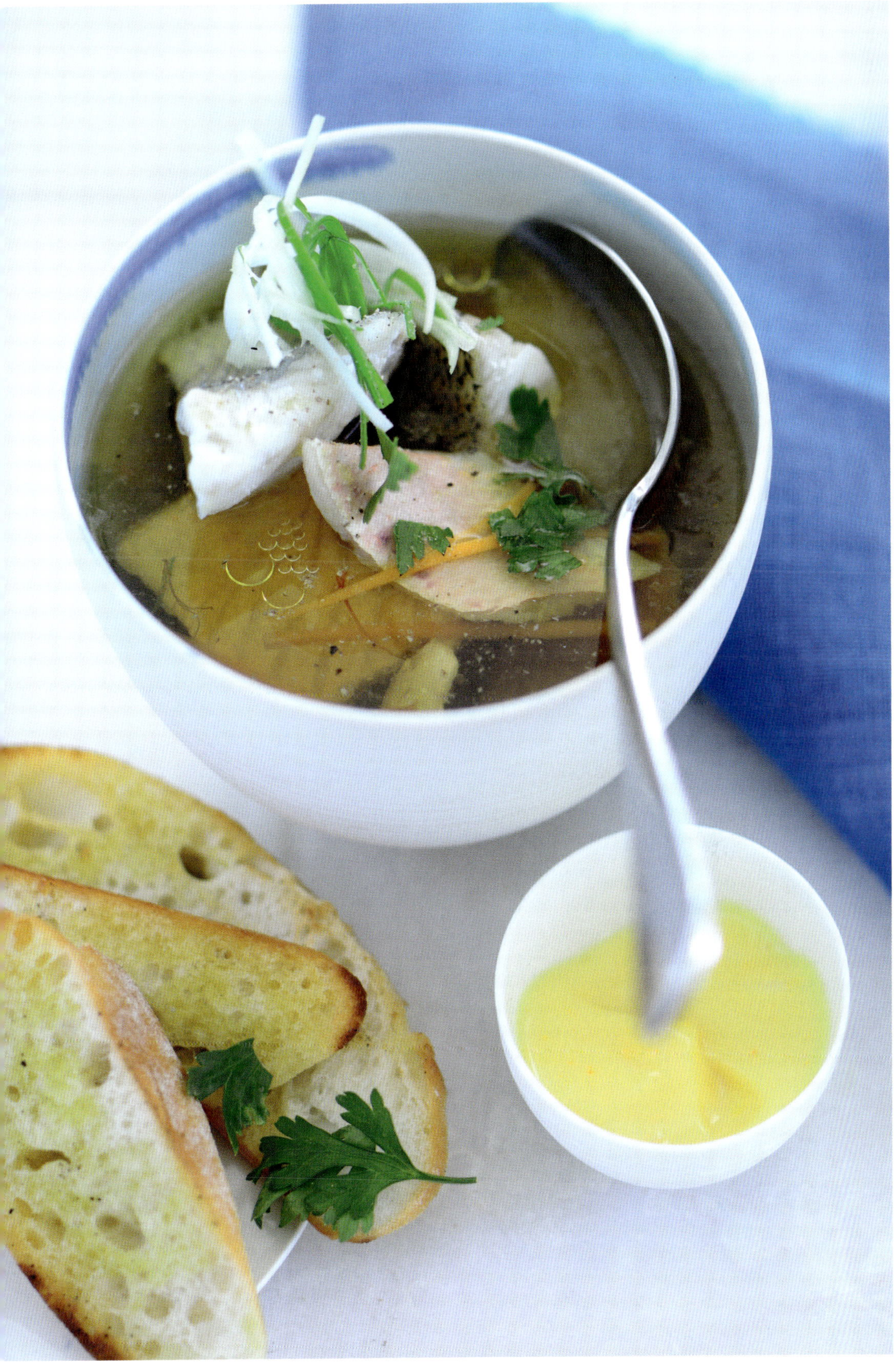

Küchentipps von Patrick Coudert

WAS ICH VON PAUL BOCUSE GELERNT HABE

Blattgemüse

Die Blätter sollten noch möglichst feucht sein und üppig abstehen. Was grün ist, sollte sich beim Zusammenpressen knackig anfühlen, ein feines, platzendes Geräusch erzeugen. Je früher am Tag man grünes Blattgemüse einkauft, desto frischer ist die Ware. Deshalb empfiehlt es sich, auf Märkten regionale Produkte einzukaufen. Brokkoliblätter sollten leuchtend grün und nicht gelb sein, was meist darauf hindeutet, dass das Gemüse bereits längere Zeit in Kühlhäusern gelagert wurde. Beim Einkauf von Salat greife ich gerne zu sehr jungem Babysalat mit frischen, noch hellgrünen Blättern.

Sellerie, Kohlrabi & Co.

Die grünen Blätter am Sellerie sollten nicht nach unten abfallen, sondern aufrecht abstehen. Dasselbe gilt für Kohlrabi. Stets Gemüse kaufen, an dem sich noch Blätter befinden, an ihnen kann man den Frischezustand ablesen. Händler schneiden gerne welkende Blätter ab, um einen frischen Zustand vorzutäuschen. Auberginen sollten glatt und nicht gewellt sein. Ich bevorzuge kleine, junge Babyfenchel statt großer Fenchelknollen, sie haben einen weniger penetranten, aggressiven Geschmack. Rosenkohl kann man entblättern und lediglich die Blätter verwenden, die Strünke weglassen, das Gemüse schmeckt dann feiner. Blumenkohl benötigt beim Kochen oder Garen stets viel Zeit. Deshalb am besten die Röschen abschneiden und verwenden.

Zwiebeln & Knoblauch

Statt Zwiebeln kaufe und verwende ich lieber die kleinen Schalotten mit ihrem feineren, süßlichen und würzigeren Geschmack. Sie sind allerdings empfindlich, beim Erhitzen in der Pfanne denaturieren

Inhaltsstoffe, und die Schalotten können dann an Aroma verlieren und bitter schmecken. Knoblauch kaufe ich nur in Form einzelner, frischer, junger Knoblauchzehen, die ich zerquetsche und in die Pfanne gebe. Grüne Teile haben einen intensiveren Geschmack und Geruch, der von den hohen Schwefelkonzentrationen herrührt.

Karotten, Paprika usw.

Bei mir kommen nur Karotten mit üppigem Grün in den Einkaufskorb. Paprika soll glänzend fest sein, appetitlich rot und gelb leuchten. Die grünen lasse ich lieber liegen, sie verlieren beim Zubereiten an Farbe und sind weniger bekömmlich. Chicorée darf keine braunen Flecken haben und muss knirschen. Wirsing muss knallgrün sein, mit ganzen Blättern. Viele Händler entfernen immer wieder welke Blätter, damit der Kohl so aussieht, als sei er soeben erst geerntet. Bohnen und Erbsen müssen knackig sein, nicht weich wie Kaugummi, gelblich oder biegsam. Am Champignonregal nehme ich die schönen, prallen und weißen Pilze, am liebsten die kleinen die man nicht vierteln muss. Bei Pfifferlingen und Steinpilzen prüfe ich zuerst, ob sie nicht feucht, sondern trocken sind und deshalb nicht so schnell faulen. Im Kühlschrank werden Pilze oft schnell feucht. Stets darauf achten, dass die Schnittflächen glatt sind.

Algen

Frische Algen kann man in Asia-Läden kaufen, getrocknete Produkte (z. B. Kelp oder Nori) auch in Feinkost- oder Bio-Geschäften. Salicorne, das im Strandschlick wachsende Salzgemüse, gibt es in Fischgeschäften. Algen mit der Schere zerschneiden und etwa eineinhalb Stunden lang in Wasser einweichen. Nori-Algen lassen sich ausgezeichnet zu pikanten Beilagen frittieren. Dafür Sesamöl in der Pfanne kurz erhitzen, scharfe Gewürze wie Chili, Ingwer und Pfeffer hinzugeben und in kleinen Schalen servieren. Schmeckt köstlich!

Zubereitung

Kartoffeln schmecken besonders gut, wenn sie in Salzwasser gekocht und anschließend in der Pfanne mit jeweils einem Esslöffel Butter und Olivenöl leicht angeröstet werden, dann noch mit frischem

Knoblauch, Rosmarin, Meersalz und zum Schluss gemahlenem Pfeffer würzen. Blattgemüse koche ich in Wasser mit etwas Meersalz, das das enthaltene Blattgrün, das Chlorophyll, besser bindet. Hinzu kommt etwas Olivenöl und Zitronenpfeffer, anschließend wird das Gemüse im Sieb mit kaltem Wasser abgeschreckt. Wichtig: nur kurz im Kochwasser belassen, damit es knackig bleibt. Den kleinen, noch sehr jungen Babyspinat koche ich meist gar nicht, sondern gebe ihn mit etwas Butter, einer Schalotte, Knoblauch, Salz und Pfeffer für zwei Minuten in die Pfanne.

Auch Brokkoli kann man mit Butter, Olivenöl und Knoblauch in der Pfanne zubereiten. Zu Rosenkohl gehört etwas Muskat und Koriander. Karotten erhalten besonderen Pfiff, wenn sie kurz weich gekocht und dann in der Pfanne mit etwas Butter, braunem Zucker, Salz und Pfeffer karamellisiert werden. Auch junge Bohnen und Erbsen kann man mit Butter, Olivenöl, Salz, Pfeffer und mediterranen Kräutern in der Pfanne zubereiten. Zu einem feinen Risotto oder einer Fischsuppe gehört für mich Safran, eines meiner Lieblingsgewürze.

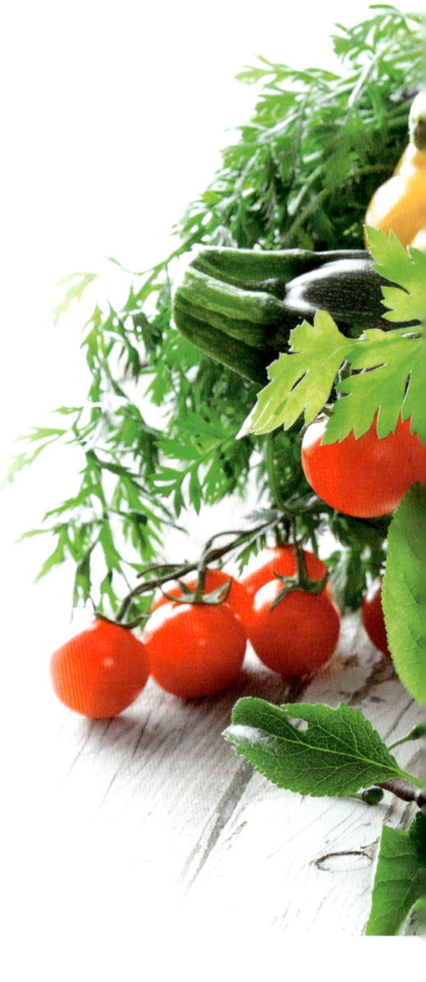

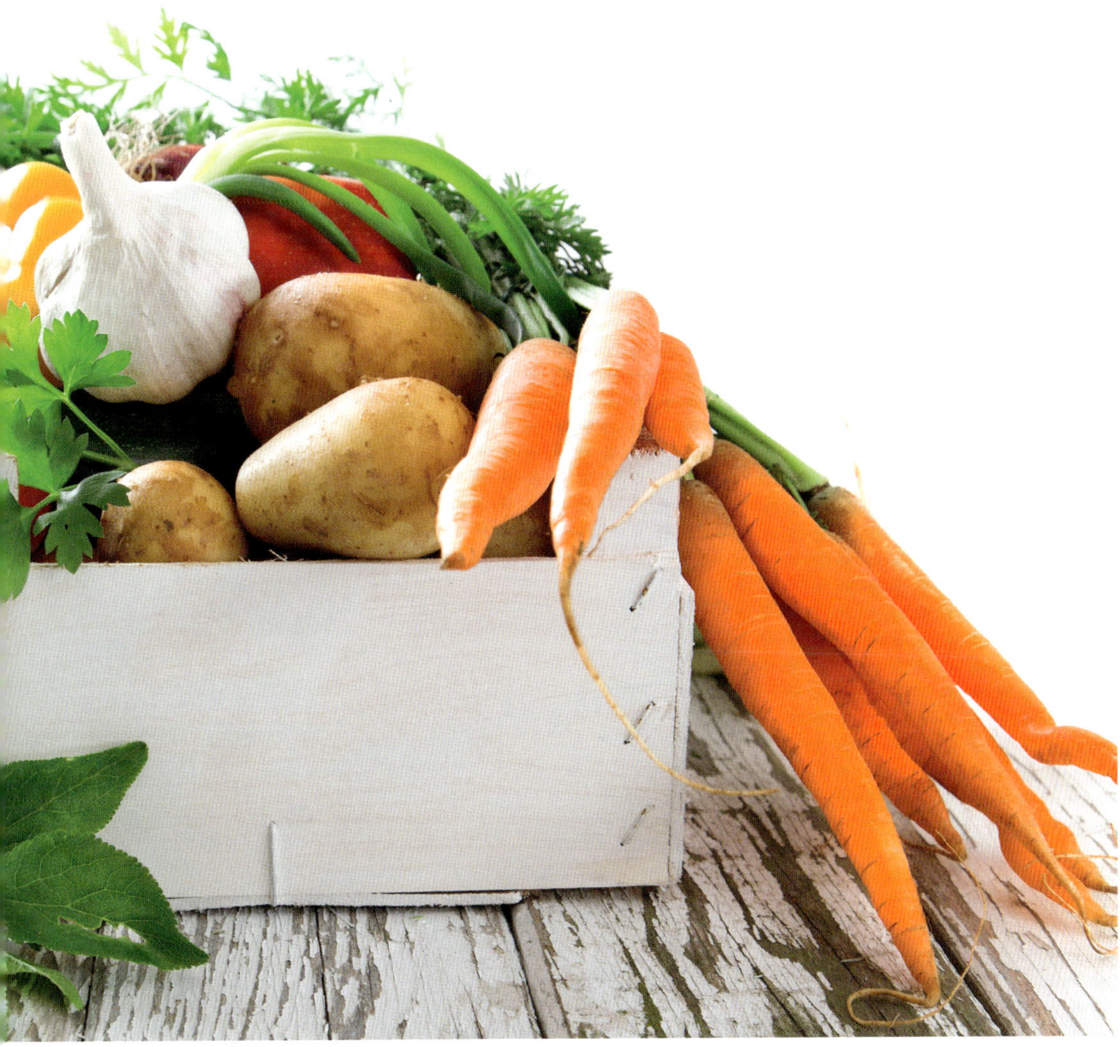

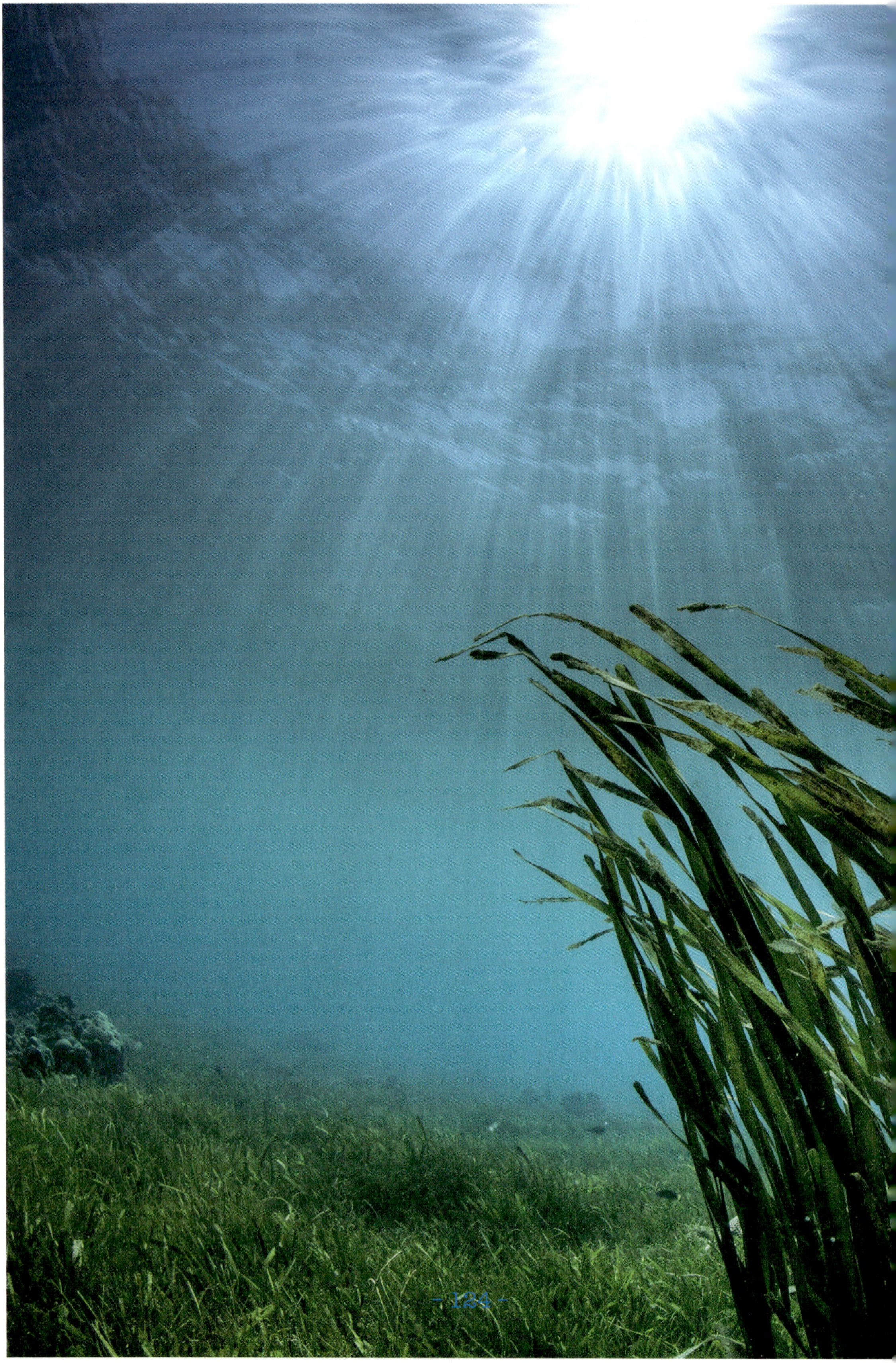

Thalasso & Co.

STOFF-WECHSEL-POWER AUS DEM MEER

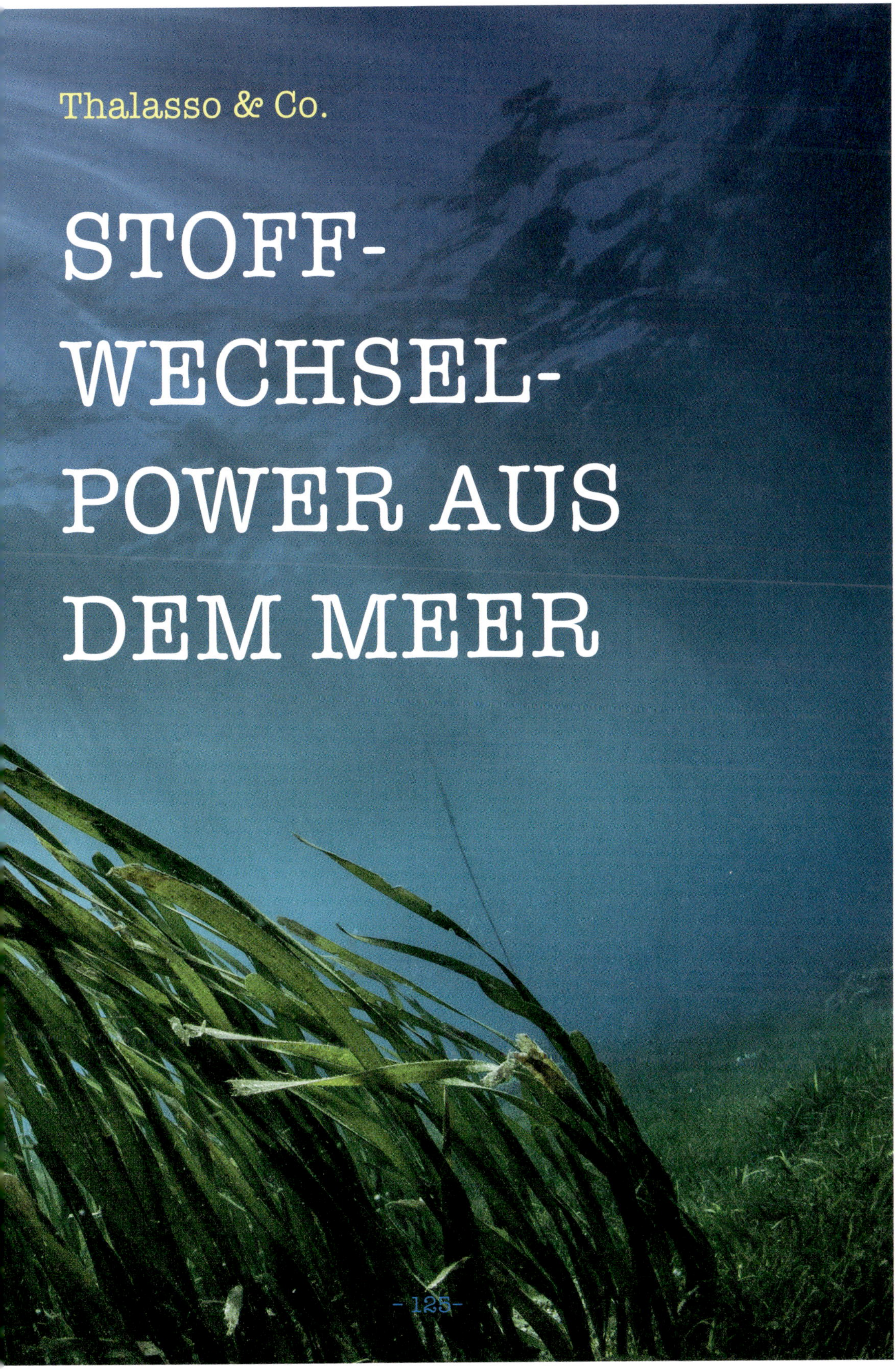

Schon die alten Phönizier und Ägypter, aber auch die reichen Römer und Griechen wollten schön sein und jung bleiben und entdeckten folgerichtig die entsprechenden Heilkräfte des Meerwassers. Sie bauten sich ihre Landhäuser an den Gestaden und atmeten den verjüngenden Odem jodreicher Brisen aus dem Ozean, ernährten sich vorwiegend mit den Produkten der Meere. Was sie nicht wussten (und was Stoffwechselexperten erst sehr viel später herausfanden), war, dass Fische, und ebenso wir Menschen, Biostoffe auch über die Haut aufnehmen. Inzwischen ist die wissenschaftliche Grundlage dafür dokumentiert. Das Meer macht quasi von innen (über die Nahrung) und von außen schlank und jung, also auch über das enorm nährstoffreiche Wasser und die hohe Biodichte der sauerstoffgeladenen Luft. Damit war Thalasso geboren, die Schönheitskur mit den Zutaten der Ozeane.

Vor zwei Jahren fand Dr. Chris Glover von der Biologischen Fakultät der Universität von Canterbury in England heraus, dass organische Nährstoffe von Wirbeltieren nicht nur über Magen- und Darmschleimhäute aufgenommen werden, sondern in größerem Umfang auch über die Haut, die ja eigentlich im Wesentlichen als Barriere dazu beiträgt, dass normalerweise keine Fremdstoffe von außen in die Blutbahnen eindringen. Winzige Transportkanäle in der Haut reagieren sensibel auf die Aufnahme etwa von Aminosäuren und anderen Nährmolekülen. Dabei helfen Natriumionen innerhalb und außerhalb der Hautzellen. Diese Ionen pumpen Wasser aus den Hautzellen. Gleichzeitig schleusen Natriumionen über elektrochemische Impulse Biomoleküle in die Hautzellen ein, in einem Stoffwechselprozess, den Wissenschaftler als Symport bezeichnen. Von der Entschlüsselung derlei Mechanismen der Thalassotherapie erwarten Zellphysiologen nun weitere Hinweise auf den Einsatz von Phytopharmaka über die Haut.

THALASSO: JÜNGER WERDEN MIT MEERWASSER

Die Nährstoffkomposition von Meerwasser deckt sich weitgehend mit jener unserer Körperflüssigkeiten, wie Speichel, Blut, Lymphe, Tränenflüssigkeit usw. Wenn wir ins Meer eintauchen, umspült uns Wasser, das unseren Zellen vertraut ist, fast schon die ferne Erinnerung wachruft an unseren genetischen Ursprung, der ja in den Ozeanen liegt. Meerwasser ist die lebendige Einheit aus Biomaterial, das auch unseren Zellstoffwechsel prägt. Es liefert uns jene molekularen Nährstoffe, die unsere Zellen und unser Gewebe täglich brauchen:

- Jod
- Zink
- Mangan
- Selen
- Kupfer
- Eisen
- Magnesium
- Kalium
- Chlor

Außerdem eine Fülle von Vitaminen, Proteinen oder Enzymen. Damit diese wertvollen Biostoffe über Haut oder Atemwege auch optimal aufgenommen werden, wird das Wasser in der Thalassotherapie auf Körpertemperatur erwärmt. Ein weiterer Vorteil: Der hohe Anteil an Mineralsalzen trägt den Körper besser, im Thalassowasser wiegen wir nur etwa 10 bis 20 Prozent unseres eigentlichen Gewichts. Bewegungsapparat, Gelenke, Skelett usw. werden demnach weit weniger belastet als bei einem Aufenthalt an Land oder in einem Binnensee, und die Regeneration schreitet rascher voran.

In der Thalassotherapie vollziehen sich erstaunliche Verjüngungsprozesse. Säuren, Schlacken und anderer Zellmüll werden ausgeschieden, dafür Biostoffe aus dem Meer absorbiert. Weil die Zellbelastung durch derlei Gift- und Abfallstoffe bei vielen Betroffenen so extrem hoch ist, wird der Gesamtstoffwechsel bei dieser Ozeanbehandlung regelrecht befreit, Zellen können wieder atmen, der Organismus wird vitalisiert und aktiviert.

MEERESPOWER FÜR DEN STOFFWECHSEL

Der Begriff Thalasso ist eine Kombination zweier griechischer Worte: Thalassa bedeutet Meer, und Therapie heißt Heilung. Wenn wir in erwärmtem Meerwasser baden oder liegen, umströmt uns Wasser in nahezu derselben Ionenkomposition wie jene in unserem Blut. So kommt es zu einem idealen Austausch an Biostoffen, der sonst nicht möglich wäre. Dies gilt speziell für Magnesium-, Kalium- und Kalziumionen, die unmittelbar über die Haut und ins Blut aufgenommen werden. Dadurch wird nicht nur der Blutkreislauf aktiviert, auch die feinen Hautporen werden angeregt und befeuchtet, der Nährstofftransfer von der Haut ins Blut verbessert. Thalasso reinigt außerdem die Haut und verjüngt die oberen Hautschichten Dermis und Epidermis.

Wogegen die Behandlung mit Meerwasser hilft

- Zellulite
- Übergewicht
- geschwächtes Immunsystem
- Schlafstörungen
- Nervosität
- Rückenschmerzen
- Rheuma, Muskel- und Gelenkschmerzen
- Schuppenflechte, Ekzem

Personen, die unter Bluthochdruck, erhöhtem Blutdruck oder einer Überfunktion der Schilddrüse leiden, sollten sich wegen der extrem anregenden Wirkung nicht ohne ärztliche Betreuung einer Thalassotherapie unterziehen. Hingegen können Menschen mit einem zu niedrigen Blutdruck von der Behandlung profitieren. Im Allgemeinen aber gilt der Warnhinweis: bei Organleiden (Nieren, Leber) oder nach Operationen bzw. unter medizinischer Beobachtung, z. B. bei Krebsleiden, nicht ohne ärztlichen Rat eine Thalassobehandlung beginnen.

ALLES, WAS DAS MEER BIETET

Thalasso ist nicht überall gleich. Je nach Region werden unterschiedliche Programme angeboten, vom kurzen Brandungsurlaub bis hin zum medizinisch kontrollierten Daueraufenthalt im modernen Thalassospa. Eine Rolle spielen Klima, Wassertemperatur, Konzentrationen an Algen, Plankton oder Schlamm und Meersand. Ideal ist die Behandlung für chronisch Stressgeplagte, die im heimischen Alltag nicht zur Ruhe finden und denen die üblicherweise verordneten Beruhigungspillen, Nervendämpfer und Aufputschkapseln schon lange nicht mehr helfen. Typisch dafür sind Frauen und Männer, die unter Ein- und Durchschlafstörungen leiden, abends todmüde ins Bett sinken, kaum ein paar Minuten Schlaf finden und morgens wie gerädert vor dem Badezimmerspiegel stehen.

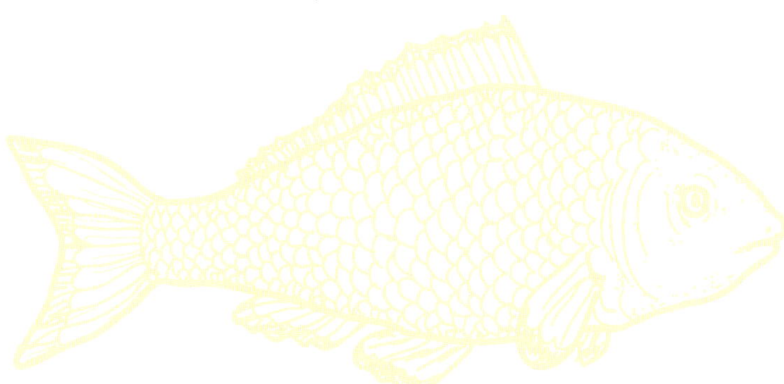

THALASSO: BADEN & ATMEN

- Erfrischend und wohltuend ist der Aufenthalt im und am Wasser. Das Meer auf der Haut und auf den Schleimhäuten der Atemwege sorgt für den Doppeleffekt Entspannung und Vitalisierung.

- Geheimnisse innerer Ruhe: Meditieren und Meerluftinhalation unmittelbar am Wasser.

- Algentherapie: Die Meerespflanzen werden pulverisiert, mit anderen Bestandteilen zu einem Brei oder Gel vermengt und auf die Haut aufgetragen. Die Packung sorgt für einen direkten Transfer in die Haut, macht sie geschmeidig und verjüngt das Bindegewebe.

- Schönheitskur mit Meeresschlick: Über Jahrmillionen hinweg hat der Meeresboden einen unvorstellbaren Reichtum an Mineralstoffen und anderen Biosubstanzen angereichert, die für Thalassopackungen genutzt werden.

- Ärztlich kontrollierte Thalassokuren dauern etwa drei Tage bis zwei Wochen. Weil die Therapie den Stoffwechsel so erfrischend in Schwung bringt, wird sie immer beliebter und an vielen Küstenregionen angeboten, speziell im Mittelmeerraum und an den Badeorten Nordafrikas.

Zusehends beliebter werden Indoor-Thalasso-Pools großer Wellnesshotels, großzügig mit geschwungenen Meerwasserbecken, Sandstrand, Palmen und künstlicher Brandung ausgestattet. Sie eignen sich ideal für Personen, die ohne große körperliche Anstrengungen fit und schlank werden wollen und raue Salzwasserbrisen am Strand lieber meiden. Man hält sich stattdessen stundenlang in einem softwaregesteuerten Elektrolytmilieu auf, blättert in Modezeitschriften und wartet auf das Abendessen. Der Effekt ist jedoch bei Weitem nicht so dynamisch aufgeladen wie bei einem Strandausflug gegen Wind und Wetter, mit dem Rauschen und Poltern der Brandung als Begleitmusik.

WANDERN IM SAND

Da spürt man das Meer wundervoll intensiv, die salzige Brise, die feine Gischt, die der Wind aus den Brandungsspitzen heranweht, verbunden mit dem rollenden und klatschenden Geräusch der Wellen, Haut und Schleimhäute im Dauerkontakt mit den Heilkräften des Ozeans. Da kann man schon ein Gefühl dafür entwickeln, wie Möwen und andere Seevögel Wind und Wasser für sich als einzigartiges Biotop und vollkommenen Lebensraum nutzen. Nirgendwo ist der Sauerstoffgehalt höher als über einer frischen Meeresbrandung. Bio-Science-Wissenschaftler sind davon überzeugt, dass der Sauerstofftransport aus dem Meer an Land evolutionsbiologisch zu der enormen Vielfalt an Lebewesen beigetragen hat. Der Sauerstoffgehalt im Brandungsbereich ist bis zu 300-mal höher als am Ufer eines stillen Binnensees.

Viele Menschen leiden chronisch unter Sauerstoffmangel, ohne es zu wissen. Als Folge davon sind sie ständig müde, fühlen sich dem Alltagsstress nicht gewachsen, leiden unter Kreislaufstörungen oder Sehschwäche – und sie nehmen kontinuierlich an Gewicht zu, ohne dass sie über die Ursache aufgeklärt werden. Grund für Sauerstoffdefizite sind meist zu wenig Bewegung, Aufenthalt in geschlossenen Räumen, Eisenmangel oder Blockaden bzw. Behinderungen in den Atemwegen, die aber nicht selten wiederum von Sauerstoffmangel herrühren. Der Mechanismus der Zellversorgung mit diesem gasförmigen Lebenselixier ist von der Natur sehr sensibel geregelt. Schon ein kurzer Aufenthalt am Meer, einige Tage oder selbst nur wenige Stunden, kann den Sauerstoffstatus im Körper wieder herstellen.

SAUERSTOFF – GESCHENK DES OZEANS

Unsere Atemluft ist ein Gasgemisch, das vorwiegend aus Sauerstoff und Stickstoff besteht, mit einem Anteil an Sauerstoff (chemisch: O2) von rund 21 Prozent. Unsere rund 70 Billionen Körperzellen brauchen

Tag für Tag, in jeder Minute und Sekunde Sauerstoff, der über die Luftwege in die Lunge gelangt. Bei vielen Menschen sind die Atemwege in die feinen Bronchien der Lunge jedoch nicht ganz frei, bedingt etwa durch Luftverschmutzung, Verschleimung, schlechte Körperhaltung, Verengungen oder Schwellungen. Oft erreicht zwar ausreichend Sauerstoff die Alveolen, die rund 300 Millionen feinen Lungenbläschen, aber der eingeatmete Sauerstoff gelangt nicht in die hauchdünnen Kapillaren, die sich um die Lungenbläschen schmiegen. Als Folge davon sind die Sauerstoffwerte im Blut erniedrigt. Sauerstoff kann im Körper nicht gespeichert werden, viele Betroffene leiden demnach chronisch unter einem entsprechenden Defizit. Sie müssen Atemwege »durchpusten« und den Körper mit frischem Sauerstoff aufladen. Dafür eignet sich am besten ein Aufenthalt am Meer.

Sauerstoff wird im Meer unablässig durch Blaualgen und andere Meerespflanzen produziert und freigesetzt, durch die sogenannte Photolyse, die Molekülspaltung von Wasser. Deshalb sind unsere Ozeane auch so besonders sauerstoffreich und ihre Heilkräfte so besonders wirksam. Eine brandungsnahe Wanderung am Meer führt zu einer erhöhten Sauerstoffaufnahme von roten Blutkörperchen (Erythrozyten), die das gasförmige Lebenselixier durch rund 100.000 Kilometer unseres Adersystems zu den Zellen transportieren. Dabei spielt das Spurenelement Eisen als Transporthilfe eine Rolle, außerdem Vitamin C, das Eisen im Stoffwechsel optimal bioverwertbar macht. In den Mitochondrien (den winzigen Energiebrennkammern der Zellen) sorgt Sauerstoff schließlich für die Verbrennung von Rohstoffen wie Glukose oder Triglyzeride zu Körperenergie. Deshalb wirkt eine Wanderung oder ein Aufenthalt am Meer so spontan belebend.

MITOCHONDRIEN LIEBEN DAS MEER

- Diese bakterienwinzigen Brennkammern blühen regelrecht auf, wenn wir sie mit sauerstoffreicher Luft füttern, wie vertrocknete Blumensamen, die wir begießen. Eine einzige einstündige Strandwanderung entlang der Meereswanderung kann ihre Anzahl verdoppeln. Mitochondrien werden dann groß und üppig und dementsprechend leistungsfähig.

- Fische verfügen über kraftstrotzende Mitochondrien, weil Haut und Kiemen stets von sauerstoffreichem Wasser umspült werden. Dementsprechend sind sie wahre Muskelpakete mit beeindruckender Energie.

- Von Fischen lernen bedeutet, Meeresnahrung zu sich zu nehmen, mit der Empfehlung, so oft es geht die Tankstelle Ozean zur Sauerstoffaufnahme aufzusuchen. Darin liegt auch das Geheimnis von körperlicher Fitness und schlanker Linie.

- Mitochondrien produzieren Adenosintriphosphat (ATP), die Zellenergie, mit deren Hilfe wir unser Baby in den Kinderwagen heben oder über ein Hindernis springen können. Die meisten dieser Brennkammern formieren sich in Muskelzellen, einen kräftigen Bizeps holen wir uns also am besten mithilfe der Kräfte des Meeres. Die kann man essen (z. B. in Form von Algen oder Shrimps) oder einatmen (beim Plantschen im Ozean).

- Die Energiebrennkammern sind durch eine Doppelmembran geschützt, die weitgehend aus Proteinen und hochwertigen ungesättigten Fettsäuren besteht, wie z. B. Omega-3-Fettsäuren bzw. Phospholipiden, den unbestritten kostbarsten Molekülen der Natur. Da liefert das Meer die Rohstoffe also gleich mit.

- Weil Mitochondrien ständig gespalten und erneuert werden, müssen sie auch unablässig aus Phospholipiden und leicht verdaulichem Eiweiß regeneriert werden. Es hilft also nur begrenzt, wenn wir lediglich einmal in der Woche einen »Ozean-Tag« auf den Speiseplan setzen, um danach gleich wieder zur bewährten und gewohnten Allerweltspizza zurückzukehren.
- Unsere Leberzellen bestehen bei gesunder Ernährung zu 20 Prozent aus Mitochondrien – Beleg dafür, wie wichtig es für die Natur ist, dass wir ein Leben lang fit, jung und schlank bleiben. Je ungesünder wir uns ernähren, desto mehr Mitochondrien baut unser Organismus ab.
- Als Folge davon verbrennen wir weniger Fett zu Körperenergie, wir neigen zu Übergewicht mit all den wenig populären Begleiterscheinungen wie mentaler und körperlicher Leistungsschwäche, Trägheit, innere Unruhe, Kreislauf- und Verdauungsbeschwerden, Sehschwäche oder Haarausfall.
- In kraftstrotzenden Mitochondrien ruht das eigentliche Geheimnis der Jugend. Fische sind das beste Beispiel dafür. Sie behalten ihr Leben lang ihr Idealgewicht, ihr attraktives Schuppenkleid und einen beneidenswerten Stoffwechsel.

ATP – ENERGIE & SAUERSTOFF TANKEN

Barfuß durch den Sand walken, die Füße vom Meerwasser umspült – da spürt der typische Binneneuropäer schon nach 20 Minuten belebende Kräfte in sich aufsteigen. Verantwortlich sind winzige chemische Energiequellen mit der Bezeichnung ATP (Adenosintriphosphat), die in den Mitochondrien synthetisiert werden. Körperenergie kann man also nicht kaufen oder im Internet bestellen, sondern man muss die Voraussetzungen dafür schaffen, dass sie im Gewebe selbst synthetisiert wird, speziell in den Muskelzellen. Stets träge? Zu nichts Lust? Das Geheimnis der Vitalität liegt einfach darin, mehr ATPs zu produzieren. Meeresluft und -wasser helfen dabei.

Diese tüchtigen Energiemoleküle sind ein weiteres Wunder der Natur. Sie heißen ATP, weil ein einziges Adenosinteilchen auf einzigartige Weise an drei Phosphoratome gefesselt ist. Die Energie entsteht ähnlich wie bei einem heliumgefüllten Ballon, der von einer Schnur am Boden festgehalten wird und mit aller Macht in den Himmel strebt. Da steckt also Energie drin. Wenn wir die Schnur durchtrennen, schnellt der Ballon befreit in den Himmel, und Energie wird frei. Die ATPs sind von der Natur allerdings noch raffinierter konstruiert, vergleichbar einem Ballon, der nicht mit einer Schnur, sondern einem Gummistrang am Boden verankert ist, der sich unter dem Aufwärtszug dehnt und noch mehr innere Energie fesselt, mit einer im Vergleich zur Schnur wesentlich höheren Spannung. Wird der Gummi durchtrennt, schnellt der Ballon mit noch mehr Kraft nach oben. Wissenschaftler bezeichnen dies als Hochenergieverbindung – im Gegensatz zu normalen Energiebrücken, wie sie sonst überall im Stoffwechsel herrschen. Die befreiten Phosphoratome sind nicht verloren. Sie werden an neue ATP-Moleküle gebunden, neu aufgeladen – und so entsteht aus recycelten Rohstoffen frische Energie in unseren Muskeln.

FISCHE IM AEROBICTRAINING

Aerobe Aktivitäten bedeutet, den Körper stets so weit zu belasten, dass der aufgenommene Sauerstoff ausreicht. Wenn wir am Meeresstrand zu ehrgeizig werden, mit Dauersprints im bremsenden Sand, fangen wir bald an zu keuchen. Dies ist ein Zeichen dafür, dass die Sauerstoffreserven zu Ende gehen und wir anaerob trainieren, also mit einem Sauerstoffdefizit, das rasch zu Muskelkater führen kann. Walking am Meer hat den Vorteil, dass jede Menge Sauerstoff zur Verfügung steht, wir also weitaus länger aerob über den Strand wandern können, befreit und ohne große Kraftanstrengung. Ähnlich wie Fische, die sich den ganzen

Tag im Wasser tummeln, ohne dass ihnen – sprichwörtlich gesehen – die Puste ausgeht. Beim Meeresstrand-Walking mag sich so mancher Sportmuffel überrascht fragen, wie es kommt, dass er so problemlos so weit wandern kann, ganz ohne Muskelprobleme oder Erschöpfungszustände.

Fische sind die Aerobickünstler, perfekt im Ausdauertraining. Sie überanstrengen ihre Muskeln nur, wenn sie auf der Flucht oder – wie z. B. Haie – auf der Jagd sind. Für uns Menschen hat gemäßigte, aerobe, körperliche Aktivität in Meeresnähe erhebliche Vorteile:

- Muskeln werden gekräftigt, der Lufttransfer in und aus der Lunge angekurbelt.
- Der Herzmuskel wird gestärkt und gleichzeitig vergrößert, dadurch wird die Pumpleistung erhöht und somit der Ruhezustand, die Erholungsphasen des Herzens verbessert.
- Der Blutdruck wird gesenkt und die Zirkulation in Schwung gebracht.
- Die Anzahl der roten Blutkörperchen wird erhöht, wichtig für eine erhöhte Sauerstoffaufnahme.
- Man fühlt sich entspannt, mental befreit, z. B. von Pessimismus, Unruhe oder Angstzuständen. Konfliktsituationen werden leichter bewältigt.
- Aerobic wirkt vorbeugend gegen Herz- und Kreislaufschwäche, Diabetes, Übergewicht und beschleunigte Altersprozesse.

Außerdem speichern Muskeln mehr Energierohstoff, wie Glukose oder Fettmoleküle. Muskeln werden üppiger und geschmeidiger, dies liegt daran, dass der zusätzliche Einbau von Glukose (dem Blutzucker) stets mit der dreifachen Menge Wasser verbunden ist. Jugendliche Muskeln sind wasserreich, je mehr Wasser Muskeln mit ihrem Bindemittel Glukose tanken, desto üppiger und attraktiver sehen sie aus. Strandwandern belastet außerdem die Gelenke nicht, jeder Schritt wird von weichem Sand abgefedert. Noch Tage oder Wochen nach einem Aufenthalt am Meer bleiben Stoffwechsel und Kreislauf angeregt, die Lipolyse (Fettfreisetzung) funktioniert weiterhin, als wäre sie von einem automatischen Regler kontrolliert. Wer auf die Vorzüge des Meeres weiterhin nicht ganz verzichten möchte, dem bleibt immer noch das maritime Vergnügen im eigenen Wannenbad.

BALNEOTHERAPIE: DER OZEAN IN DER BADEWANNE

Haut und Wasser sind seit jeher genetisch miteinander vertraut, die Haut ist die äußerste Barriere gegen Einflüsse von außen, so z. B. gegen Regen oder Kälte. Interessant ist die neue wissenschaftliche Entdeckung, dass unser Kopfhaar im Regen genetische Wachstumsimpulse erfährt und kraftvoller sprießt – ein Beautytipp von Hochschuldermatologen. Haarausfall kann also gestoppt werden. Ein Bad im Meer, speziell in Brandung und Gischt, wirkt wie ein Turbo für den gesamten Stoffwechsel. Doch auch ein Bad in der heimischen Wanne, angereichert mit Meeressubstanzen, wirkt anregend und vitalisierend. Balneotherapie nennt sich die äußerliche Behandlung mit Wasser, ob als Kneippkur, im Sprudelbad oder eben in der Badewanne.

Bei einem Meeresbad werden Algen, Schlick und Mixturen aus Mineralstoffen dem Badewasser zugegeben, insbesondere Jod, das dem Wannenwasser den maritimen Charakter vermittelt, außerdem andere Spurenelemente, aber auch biologische Elektrolyte wie Magnesium, Kalzium, Kalium, Chlorid, Phosphat oder Hydrogencarbonat. Die Ionen, die geladenen Teilchen dieser Atome oder Moleküle, sammeln sich in dem wässrigen Inneren unserer Körperzellen (dem Cytosol) und müssen immer wieder erneuert werden, damit wir schlank, gesund und mental gut drauf bleiben. Leider verfügt der typische deutsche Erwachsene meist über ausgetrocknete Zellen mit nur noch einem Restbestand an belebenden Zellionen. Die Betroffenen fühlen sich häufig mude und abgespannt, empfinden andererseits selbst einen kurzen Aufenthalt am Meer ebenso erfrischend wie ein Ozeanbad daheim. Einfach mal ausprobieren!

HEILEN MIT WASSER

Der Begriff Balneotherapie geht auf das griechische Wort balaneion zurück, was so viel wie Badeort bedeutet oder Baden in Heil- bzw. Salzwasser. Beliebt sind Aromabäder mit dem Badezusatz ätherischer Öle wie Rosmarin, Lavendel oder Thymian, eine therapeutisch besonders wirksame Form ist die Balneotherapie mit Wasser, das angewärmt ist und in seiner Komposition aus Salzen, Mineralien und anderen Substanzen sowie seinem pH-Wert dem Ozeanwasser gleicht oder ähnelt. Balneotherapie hat einen wohltuenden Doppeleffekt, weil das mit Nährstoffen angereicherte Wasser den Körper trägt, ihm Auftrieb vermittelt und gleichzeitig besänftigend auf die Psyche einwirkt. Hippokrates erkannte als einer der ersten Ärzte des Abendlandes die heilende Kraft von Salzwasser.

Salzwasser ist das vollkommene Lösungsmittel der Natur, angereichert mit bis zu 70 Wirkstoffen. Wenn wir in unserer heimischen Badewanne in ein warmes Meerbad versinken, nimmt unsere Haut unverzüglich Mineralien auf. Bestimmte chemische Substanzen können bereits in zehn Minuten unseren Blutstrom erreichen. Mit Schwefel angereicherte Bäder haben einen intensiven therapeutischen Effekt auf die Haut, wirken vorbeugend und heilend auf Schuppenflechte, Dermatitis, Pilzinfektionen, und sie beschleunigen die Wundheilung. Die Durchblutung wird gesteigert und damit der Zellstoffwechsel. Weil die Körpertemperatur ansteigt, werden mikrobielle Krankheitserreger abgetötet, wie Allergene oder Bakterien. Und dies nicht in einem Stunden währenden Prozess durch antibiotische Arzneimittel aus der Apotheke, sondern vergleichsweise sehr schnell.

SCHON BEI DEN ALTEN RÖMERN BELIEBT

Die nutzten stundenlanges gemeinsames Baden in privaten oder öffentlichen Einrichtungen zu sozialen Kontakten und als bewährtes Heilmittel gegen allerlei Beschwerden und Krankheiten:

- Muskel- und Gelenkrheuma
- Stoffwechselerkrankungen wie Diabetes oder Gicht
- Übergewicht und Fettleibigkeit (Adipositas)
- psychosomatische und stressbezogene Beschwerden
- depressive Verstimmungen
- Schlafstörungen
- Frauenleiden
- Schwindelanfälle
- Atemwegserkrankungen
- Verdauungsstörungen
- krankhafte Hauterscheinungen

Personen mit Bluthochdruck, chronisch erhöhtem Blutdruck, Schilddrüsenüberfunktion, organischen Leiden oder solche, die unter medizinischer Medikation stehen, müssen vor einer Balneotherapie den Rat ihres Arztes einholen.

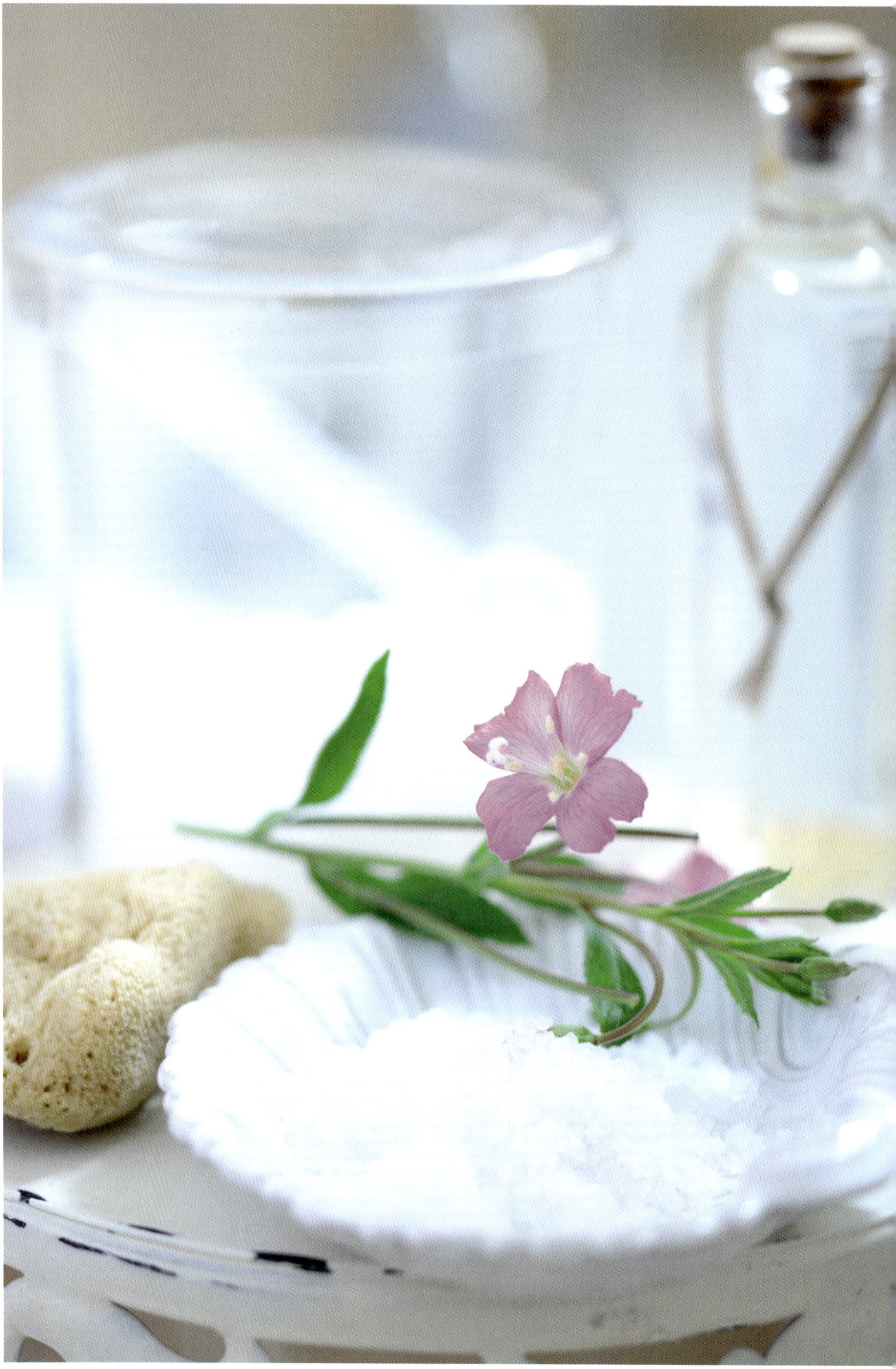

OZEANBAD SELBER MACHEN

Einen Hauch von Meer ins heimische Badezimmer holen. Da ist die Fantasie gefragt, denn mit Badesalz, Aromen und vielen anderen Zutaten lassen sich nahezu unendlich viele Variationen kreieren, sie harmonieren synergistisch auf wundervolle und stets verblüffend neue Weise. Grundlage sind Badesalze in Form von Granulat, Körnern oder Tabletten, die man in Drogerien oder Apotheken kaufen kann, z. B. auch als sprudelndes Badesalz mit Inhaltsstoffen wie Zitronensäure oder Natriumhydrogencarbonat, häufig mit Zusätzen von Duft- und Farbstoffen oder von Tensiden, die die Oberflächenspannung von Flüssigkeiten herabsetzen. Anorganische Salze wie Natriumchlorid oder Natriumphosphat verändern das osmotische Gleichgewicht des Badewassers mit dem Effekt, dass dem Körper weniger Salze durch die Haut entzogen werden. Dadurch wird einer Faltenbildung vorgebeugt, weil Salze dazu beitragen, dass Feuchtigkeit in der Haut konserviert wird und die Haut nicht austrocknet.

Eine Reihe von angebotenen Badesalzen imitieren den Salzwassergehalt berühmter Badestrände oder Badequellen. Phosphathaltige Badesalze reinigen die Haut und machen sie weicher. Meist reichen drei bis vier Esslöffel Badesalz für ein Wannenbad aus. Beliebte Aromazusätze und andere Substanzen bei der Zusammensetzung eines duftenden Badesalzes sind:

- Mandelöl
- Jojobaöl
- Orangenöl
- Avocadoöl
- Basilikumöl
- Oreganoöl
- getrocknete Lavendelknospen
- Kamillenblüten

Die Menge der zugegebenen Duftöle und ätherischen Öle sowie auch die Wassertemperatur entscheiden über die Intensität des Badewassers. Der Zusatz geringer Mengen von Wasserstoffperoxidlösungen (Apotheke) kann die Sauerstoffaufnahme über die Haut und die Schleimhäute verbessern, es besteht ebenso wie Wasser aus Wasserstoff und Sauerstoff und ist in Ozeanen reich enthalten. Wasserstoffperoxid darf nicht direkt mit der Haut in Berührung kommen, es kann Hautreizungen und Entzündungen hervorrufen. Die Substanz wirkt – aufgelöst im Badewasser - hautreinigend, antibakteriell und antiviral. Ebenfalls empfehlenswert ist die Zutat von einem Schuss Apfelessig ins Badewasser, der zu einem natürlichen pH-Wert der Haut beiträgt, die Haut geschmeidiger macht und somit hautverjüngend wirkt.

WECHSELBÄDER MIT MEERWASSER

Unsere Haut reagiert sensibel auf Wärme- und Kältereize, wodurch genetische Vital- und Schlankheitsimpulse aktiviert werden. Dementsprechend hat warmes, heißes oder kaltes Wasser einen unterschiedlichen Einfluss auf unseren Kreislauf und unseren Stoffwechsel.

Warmes Wasser entspannt und beruhigt

Für psychisch Dauergestresste und hormonell aufgeputschte Zeitgenossen ein vorzügliches Mittel, um in weniger als einer halben Stunde Nerven zu beruhigen und wieder mehr Glückshormone zu produzieren. Eine halbe Stunde im wohlig warmen, elektrolyt-geschwängerten Badewannenwasser ist wie Meditieren im Meer. Die vom Tagesstress verkrampften und verengten Gefäße erweitern sich zu ihrem Normalzustand, mit erfreulichen Folgen für das mentale und körperliche Wohlbefinden.

Der Blutfluss kommt wieder ordentlich in Schwung, wie das Spritzwasser in einem vorher gedrosselten Gartenschlauch. Dies ist wichtig für alle, die ohnehin an den Folgeerscheinungen verdickten Blutes leiden. Ein erhöhter Blutdruck sinkt, Zellen werden mit frischen Nährstoffen aufgepäppelt, die das Blut transportiert. Auch die Hirntätigkeit wird gedämpft, der übliche Katalog an Sorgen, Kummer, Problemen und Konflikten wird nicht mehr so drastisch wahrgenommen, weil das Nervensystem endlich zur ersehnten Ruhe kommt.

Kaltes Wasser regt an

Während oder nach einer kalten Dusche verengen sich innerhalb von Sekunden die Gefäße, als Abwehr gegen die eindringende Kälte. Der Organismus wehrt sich also und will die Körperwärme konservieren und nicht über die Haut verlieren. Die Gefäßwandspannung ist erhöht, dadurch steigt der Blutdruck leicht an, und man fühlt sich körperlich und psychisch erfrischt. Auch Herzfrequenz, Puls und Hirnstoffwechsel steigen, die Haut prickelt.

Gleichzeitig verengen sich die Transportwege zu den Körperzellen, die müssen also zunächst mit ihren Reserven leben. Auch Magen- und Darmtätigkeit sind gedrosselt. Doch so einem kalten Guss setzt man sich nur kurzfristig aus. Wenn man sich anschließend trocken gerubbelt und angekleidet hat, weiten sich Gefäße unverzüglich, werden von warmem Blut durchflutet, man empfindet die aufsteigende Wärme als wohltuend und kraftspendend. Appetit stellt sich ein, während der Zustrom von Fettmolekülen in die Muskelzellen beschleunigt wird und damit überschüssige Fettpolster abgebaut werden.

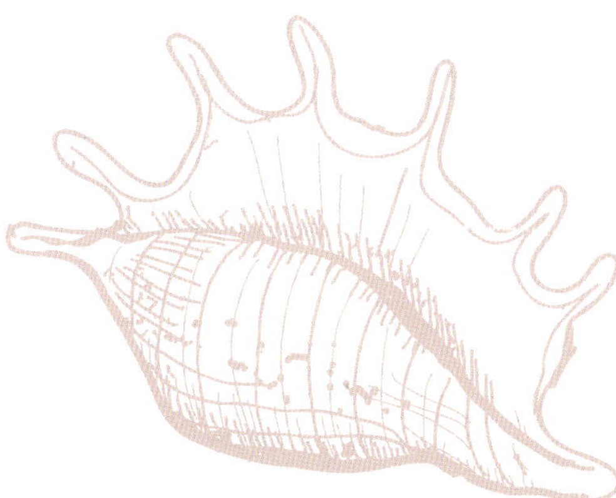

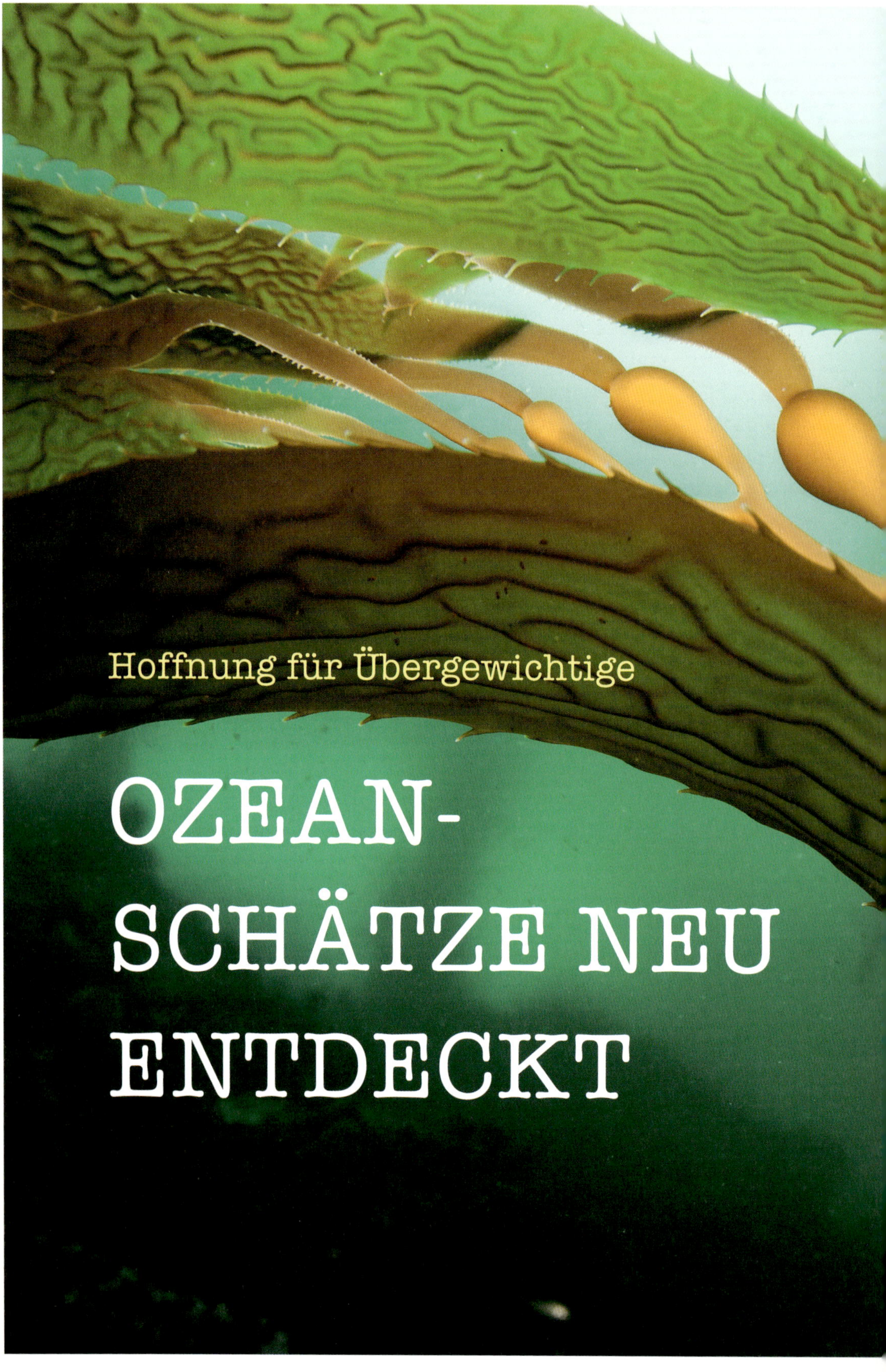

Hoffnung für Übergewichtige

OZEAN-SCHÄTZE NEU ENTDECKT

Die Sehnsucht nach dem Idealgewicht ist einer der beherrschenden Triebe unserer Zeit. Jeder zweite Erwachsene leidet unter ein paar Pfund oder Kilo zu viel, der Anblick im Badezimmerspiegel liefert täglich neue Enttäuschungen, ebenso die Zahlen auf der Fußbodenwaage. Inzwischen gibt es über 400 Schlankheitskuren – und trotzdem immer mehr Übergewichtige und Dicke. Selbst Optimisten unter den Stoffwechselexperten räumen ein, dass in etwa 30 Jahren rund 75 Prozent aller Deutschen zu viel Fett mit sich herumschleppen, Erwachsene wie Kinder. Interessanterweise basieren alle angebotenen Diäten auf einer Ernährung mit Landprodukten, Kartoffeln, Fleisch, Kohl, Geflügel, alles, was auf der Erde sprießt, herumläuft oder in Massentierhaltungen hochgequält wird. Auch Fastenkuren werden angeboten oder auch Trinkkuren mit Mineral- oder Heilwasser, das aus Quellen sprudelt. Die Adipositasstatistik lässt sich davon nicht beirren: Es gibt immer mehr Mollige, die nach und nach krankhaft übergewichtig und schließlich fettleibig werden.

Die 400 Diäten werden jetzt abgelöst von der womöglich einzigen gültigen Schlankheitskur der Natur: der Meeresdiät. Nicht mehr Landprodukte, wie Kartoffeln, Schlachttiere oder Mais, bestimmen die Mechanismen unseres Fettstoffwechsels, sondern Produkte der Ozeane. Dies ist auch plausibel, denn Ackerland und Schollen bilden nur eine vergleichsweise dünne Schicht der Erdkruste. Die Weltmeere hingegen senken sich in imposante Tiefen von 10.000 Metern und mehr. Sie machen mehr als zwei Drittel der Gesamtfläche der Erde aus, produzieren selbsttätig, ohne Zutun des Menschen, seit Jahrmillionen ihre fettschmelzenden Nahrungsmittel. Jetzt gibt es erstmals die Meeresdiät, in ihren wissenschaftlichen Grundzügen entworfen von Biophysiologen internationaler Hochschulen – und damit neue Hoffnung für alle Übergewichtigen bzw. Menschen, die unter ihren Schwabbelpfunden leiden. Das Rezept: Essen, was uns die Ozeane an Schätzen ihrer Meeresfrüchte liefern – und damit ohne Zutun, Hungern oder Kalorienzählen schlank werden – und es ein Leben lang bleiben.

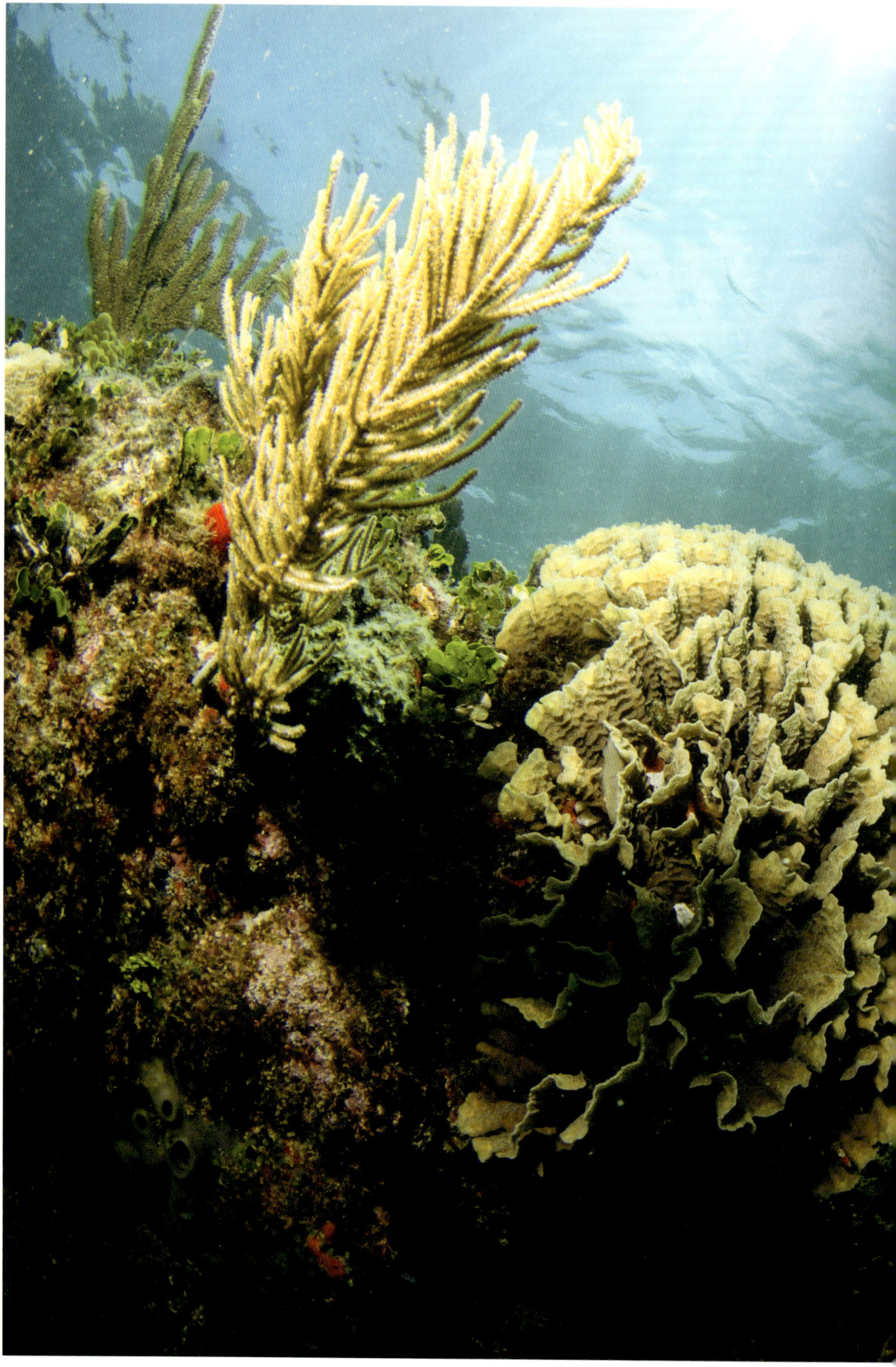

Ernährungstipps für die Jahre, die noch kommen

OZEAN-SCHLANK IN EIN NEUES LEBEN

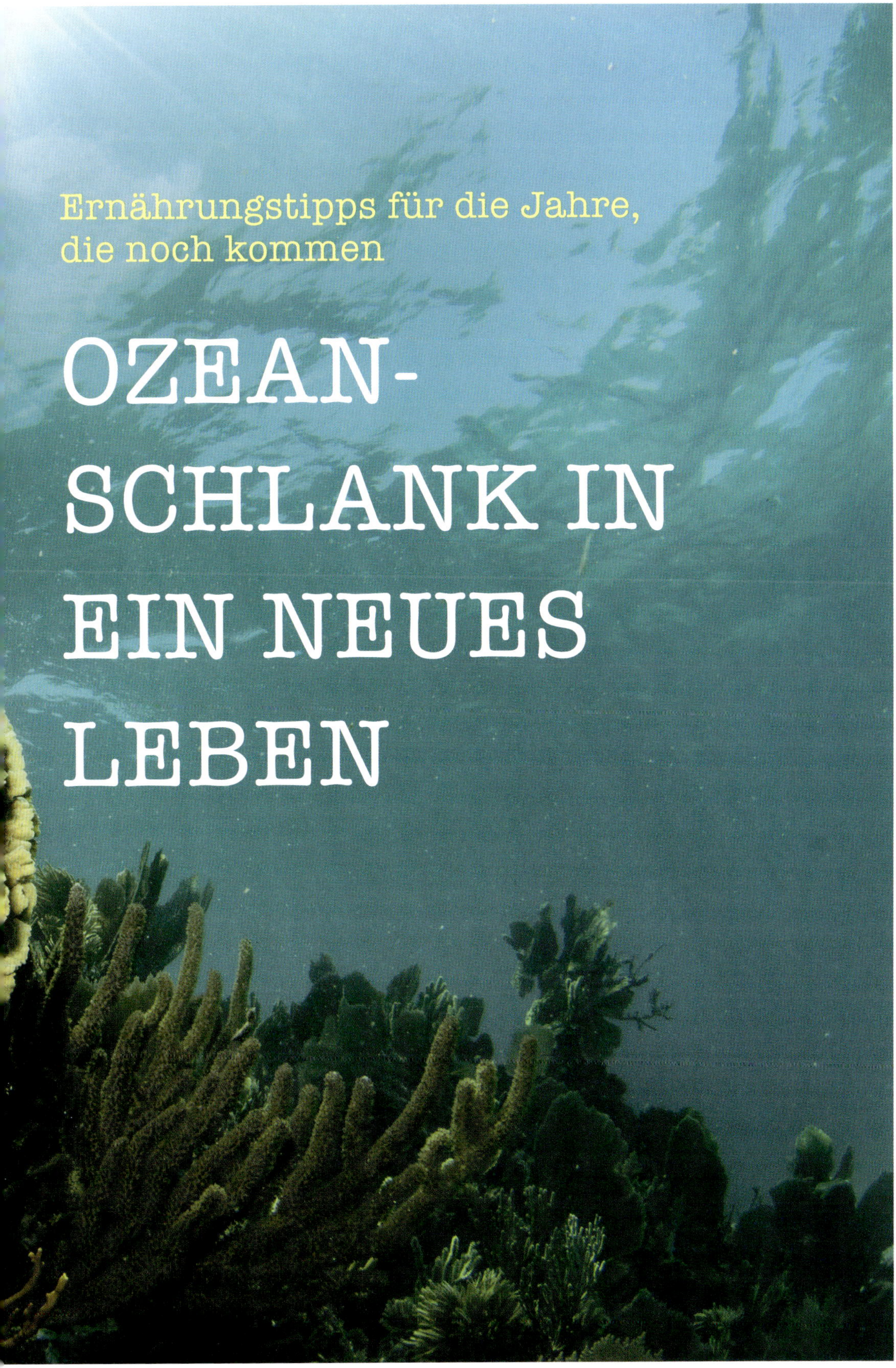

1. Umsteigen von Fleisch auf Fisch und andere Meeresprodukte, die kaum gesättigte Fettsäuren enthalten, dafür enorm reich an Omega-3-Fettsäuren sind. Was aus dem Meer kommt, hat zudem eine höhere Nährstoffdichte, ist bekömmlicher und macht schneller und anhaltend satt.
2. Mindestens einmal pro Woche einen vegetarischen oder veganen Tag einlegen, möglichst auch mit Algen und anderem Meeresgemüse.
3. Finger weg von Süßem und künstlich gesüßten Getränken. Eine einzige Praline oder ein Glas Limo kann Fatburning-Prozesse im Stoffwechsel für einen halben Tag total unterbinden.
4. Auch helle Mehlprodukte wie Brötchen, Weißbrot oder Pasta sind tabu. Aus ihnen macht die Leber im Handumdrehen dicke, fette Triglyzeride, die prompt im Bauch- und Hüftspeck landen. Beim Einkauf zu Produkten mit komplexen Kohlenhydraten greifen, wie Mehrkorn- oder Vollkornbrötchen und -brot, Dinkelspaghetti oder Naturreis.
5. Salz ist ein weiterer Dickmacher, es besteht aus Natrium und Chlorid, die Wasser binden und für Schwellungen, Ödeme oder einen Wasserbauch sorgen, außerdem den Blutdruck erhöhen. Speisen lieber mit Kräutern und Gewürzen schmackhaft machen, die besser schmecken und zudem noch die Blutzirkulation anregen.
6. Viel trinken, damit Nieren und Blase stets gut durchspült sind. Obst und Gemüse sind reich an Nährwasser, das hochkonzentriert an Vitaminen, Mineralien und Spurenelementen ist.

OCEANFOOD: IMPULSE FÜR DEN STOFFWECHSEL

Fische sind immer noch Vorbild für unsere Biostoffverwertung. Sie nehmen Nahrung und nährstoffreiches Wasser schwimmend und in einem die Verdauungsorgane durchlaufenden Prozess auf und scheiden dabei Abfallstoffe sofort wieder aus. Die für uns zivilisierten Menschen typische Alltagsnahrung hingegen verweilt viel zu lange in Magen und Darm. Auch Landtiere in freier Natur haben eine beschleunigtere Darmpassage als wir modernen Zeitgenossen, von der Nahrungsaufnahme bis hin zur Ausscheidung von Schlacken oder Verdauungsmüll vergeht oft weniger als eine Stunde, während der gewöhnliche Supermarktkunde schon mal mit bis zu 36 Stunden rechnen darf, bis der letzte Bissen seines Dosengulaschs mit Pommes oder seiner Convenience-Mahlzeit aus der Tiefkühltruhe endlich verdaut ist.

Fische tun sich natürlich leichter mit der Nahrungsaufnahme und -verwertung. Denn alles, was hinter ihren Kiemen verschwindet, wird rasch genutzt – oder entgiftet. Beim Abbau von Proteinen, Nukleinsäuren oder anderen stickstoffhaltigen Nahrungsbestandteilen entsteht nitrogener, also stickstoffhaltiger Müll. Leberenzyme entfernen die Aminogruppen (NH_2). Zurück bleiben Ketosäuren, die zu Zuckermolekülen oder Lipiden umgebaut und zu Depotzwecken eingelagert werden können. Die entstehenden NH_2-Moleküle verbinden sich mit freien Wasserstoffionen, wobei Ammoniak (NH_3) entsteht, eine giftige Substanz, die in hohen wässrigen Lösungen ausgeschieden werden kann. Ein einziges Gramm NH_3 muss in einem halben Liter Wasser aufgelöst werden, um gefahrlos alle Ausscheidungswege bis in die Blase hinein zu passieren. Hier dokumentiert sich der unermessliche Schaden, den die stickstoffreiche Überdüngung unserer Agrarflächen (und leider zunehmend auch der Ozeane) mit sich bringt. Zu viel Stickstoff macht dick und krank – und muss mit erheblichen Mengen Flüssigkeit aus dem Gewebe ausgeschwemmt werden. Doch dieses Ausscheidungswasser fehlt vielen Menschen, weil es im Körper durch den hohen Salzkonsum gebunden wird.

STICKSTOFF – DIE MODERNE BEDROHUNG

- In Landtieren reduzieren bestimmte Enzyme die Toxizität stickstoffhaltigen Abfalls, indem sie den weniger giftigen Harnstoff (Urea) produzieren, der mit weniger Wasser ausgeschwemmt werden kann. Auch dies hat die Natur so vorgesehen, weil ja auch an Land lebende Tiere beim Abbau von Nahrungsproteinen Stickstoff freisetzen, ihnen für derlei Ausscheidungsprozesse aber oft weitaus weniger Wasser zur Verfügung steht.

- Diese Tiere scheiden Stickstoffabfälle in Form von Harnsäure aus, wozu wenig Flüssigkeit, dafür umso mehr Energie und ein ganzes Dutzend Enzyme benötigt werden.

- Fische bauen Nahrungseiweiß in den Kiemen ab, also nicht in der Leber. Auf diese Weise werden Stickstoffabfälle unmittelbar über den Atmungstrakt ausgeschieden. Körperzellen von Fischen kommen demnach gar nicht in den Kontakt mit Harnstoff, die Giftstoffe müssen demnach nicht aufgelöst werden – und es geht beim Ausscheiden kein Wasser verloren.

- Unser tägliches Stoffwechselproblem lautet: raus aus dem Körper mit Stickstoffgift, aber trotzdem möglichst kein kostbares Zellwasser beim Ausscheiden verlieren. Dies lässt sich aber bei der oft typischen Junk Food und Fertigkost nur schwer realisieren. Mehr Meeresprodukte – auch aus der Tiefkühltruhe – kann dieses Problem lösen.

- Zunehmend problematisch werden die kolossalen Mengen stickstoffhaltigen Düngers in der Landwirtschaft, mit der Dauerbelastung für Luft und Grundwasser. Hauptverantwortlich dafür ist der hohe Fleischkonsum mit all seinen Folgen – ein Plädoyer mehr für eine Ernährung mit Meeresprodukten.

- Auch die in Deutschland extrem hohen Lebensmittelabfälle von jährlich mehr als elf Millionen Tonnen tragen dazu bei, dass Stickstoff unsere Umwelt in nahezu unerträglichem Ausmaß belastet.

- Kaltwasserfisch oder andere Meeresprodukte sind durch ihren Salzgehalt gewissermaßen bereits »vorgewürzt«, Krabben, Lachs, Austern oder Meeresgemüse kann man in der Küche mit raffinierten Mischungen von Kräutern und Gewürzen optimal veredeln. Die Zubereitung von Fleisch, Hackfleisch oder Würsten hingegen ist praktisch immer mit hohen Zugaben von Salz verbunden.

- Kochsalz aber (chemisch Natriumchlorid) entzieht den Körperzellen genau das Wasser, das sie für das Ausscheiden von Stickstoff- und anderen Zellabfällen dringend benötigen.

- So wird Stickstoff mehr und mehr zum Problem für unsere Gesundheit. Und Meeresprodukte mehr und mehr zur Alternative für unsere mentale und körperliche Gesundheit.

Rund die Hälfte aller Bundesbürger leiden zeitweise oder ständig an Verstopfung, bedingt durch einen Mangel an Zellwasser und an Ballaststoffen in der Nahrung. Die gängige Alltagskost aus vorproduziertem Billig-Food, wie z. B. Pizza, Hamburger, Wurstwaren oder Süßigkeiten, verbleibt als unverdauter Nahrungsbrei viel zu lange im Darm, in Extremfällen mehrere Tage oder gar wochenlang. Die im Darm entstehenden Giftstoffe (Bakterien, Pilze, Toxine, Allergene) werden zur ständigen Ursache wechselnder Beschwerden. Dicke Personen mit mehr als 30 Kilo Übergewicht schleppen nicht selten zehn Kilo oder mehr an unverdauter Masse im Dickdarm mit sich herum, die sie oft überhaupt nie loswerden. Sie treffen sich dann auch regelmäßig in den Wartezimmern unserer praktischen Ärzte, um sich ein Rezept gegen Verstopfung abzuholen.

WAS WIR VON FISCHEN LERNEN KÖNNEN

Diese flinken, eleganten Meerestiere verdauen und verwerten ihre Nahrung bis zu 80-mal schneller als wir Menschen. Plankton, Algen und anderes Meeresfutter werden im Eiltempo aufgespalten und auf ihre Bestandteile reduziert: Glukose (die kleinste Einheit der Kohlenhydrate), Aminosäuren und Lipide. Was ganz entscheidend ist: Gleichzeitig werden Vitamine, Mineralien und Spurenelemente im Schnellverfahren aus den Verdauungssystemen freigesetzt und über Blutbahnen in die Körperzellen transportiert. Der Schub an Biostoffen ins Gewebe erfolgt innerhalb kürzester Zeit, nicht selten innerhalb Minuten. Danach bleiben Fische und andere Meerestiere für längere Zeit mit Energietreibstoff aufgeladen.

Diese verkürzte Verwertungsphase von Nahrung ist von der Natur seit Jahrmillionen genetisch vorgegeben, sie gilt im Prinzip auch für Landtiere – und letztlich auch für uns Menschen. Stundenlange Verdauungsprozesse machen uns träge und wirken als mentale und körperliche Bremse im Alltagsstress, der ja eigentlich Aufmerksamkeit und rasche Handlungsfähigkeit erfordert. Für Menschen, die unter chronischer Müdigkeit leiden, sind Fische das Paradebeispiel für eine optimale Ernährung (dies gilt speziell auch für unsere Kinder): schnell verdauliches Eiweiß, Gemüse (öfter mal Meeresgemüse auf den Tisch), kleine Portionen Naturreis, viel Obst. Erfreuliche Folge einer solchen Mahlzeit: Es gibt kaum mehr Erschöpfungsphasen, man fühlt sich über einen längeren Zeitraum hinweg erfrischt und vitalisiert.

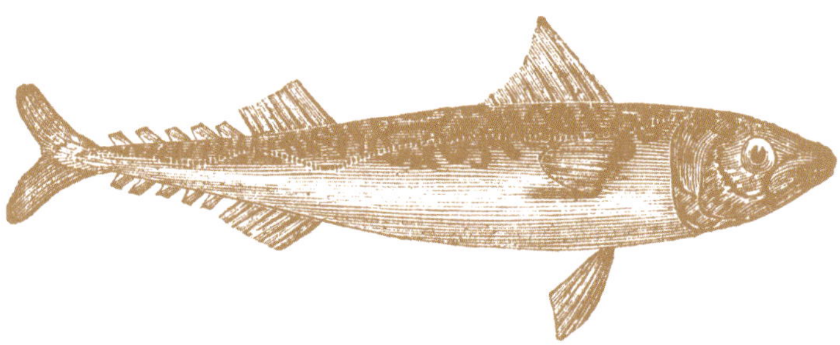

DR. OZEAN: MEINE BESTEN TIPPS

- Eiweiß soll aus Pflanzen stammen oder aus Meeresprodukten, also möglichst keine gesättigten Fettsäuren enthalten, die Verdauungsprozesse nur unnötig verzögern und massenweise Triglyzeride in die Schwabbeldepots an Bauch, Hüften, Po und Oberschenkeln transportieren.

- Kohlenhydrate dürfen nicht in raffinierter Form konsumiert werden, also etwa als Weißmehlprodukte, Pasta usw. In einem Teller Weizenspaghetti, einem hellen Brötchen oder Streuselkuchen sucht man Ballaststoffe vergeblich. Diese wichtigen Verdauungsbeschleuniger sind aber für eine rasche Darmpassage extrem wichtig, als unbedingte Voraussetzung für eine Spontanversorgung mit rund 70 lebensnotwendigen Biostoffen sowie als Vorbeugung gegen Darmträgheit und Verstopfung.

- Schweineschnitzel und Nackensteaks enthalten kaum Omega-3-Fettsäuren oder andere kostbare ungesättigte Fettsäuren. Fleisch und Wurst sollte man im Supermarkt besser links liegen lassen, dafür lieber mal gucken, was die Tiefkühltruhe an Meeresprodukten feilbietet.

- Um derlei Leckerbissen aus dem Meer schmackhaft zu machen, braucht man keinen Salzstreuer, sie enthalten nämlich meist schon einen feinen Beigeschmack aus natürlichem Meersalz, angereichert mit dem Lebensspender Jod. Nori, Kombu oder Kelp sind gleichzeitig Herausforderung für einen innovativen Umgang mit Kräutern und Gewürzen. Da ist Küchenfantasie gefragt.

- Das Volumen der Mahlzeiten nach und nach reduzieren, die Meeresdiät kommt mit wenig Kalorien aus, schenkt dem Stoffwechsel dafür bis zu 400-mal mehr kostbare Biomoleküle wie Omega-3-Fettsäuren, Vitamine D, C oder die Palette an B-Vitaminen, speziell Folsäure, die vielen stressgeplagten Zeitgenossen fehlt. Unvorstellbar ist der Reichtum an Eisen, Zink, Mangan, Selen, Magnesium, Kalium und anderen Mineralstoffen.

- Mehr Sauerstoff tanken: Wasser (H2O) besteht zu zwei Teilen aus Wasserstoff und einem Teil Sauerstoff. Über Haut und Kiemen werden Fische unablässig mit Sauerstoff um- und durchspült. Auch Tiere in freier Natur leben Tag und Nacht in sauerstoffreicher Luft, deshalb funktioniert ihr Stoffwechsel stets auf Hochtouren. Also: öfter als bisher raus ins Freie, an die frische Luft – der Gesundheit zuliebe.

MEERESFRÜCHTE & GEWÜRZE: EINE LIEBESBEZIEHUNG

Alles, was im Meer wächst, nimmt unablässig die elektrolytischen Salze des Wassers auf, muss also nicht um jeden Preis noch mit dem Salzstreuer behandelt werden. Salz ist kein natürlicher Geschmacksspender – im Gegenteil zu Kräutern und Gewürzen, mit denen man Meeresprodukte in unendlich variierter Form zu stets neuen kulinarischen Köstlichkeiten verfeinern kann. In der asiatischen ebenso wie in der französischen Küche sind natürliche Gewürze seit jeher Bestandteil bei der Verarbeitung von pflanzlichen oder tierischen Meeresfrüchten.

VON ANIS BIS THYMIAN: 15 PIKANTE GEWÜRZE FÜR DIE MEERESDIÄT

Anis

Wenn man in der Blütezeit über die Hügelregionen von Korsika oder Sardinien wandert, begleitet von dem unnachahmlich würzigen Duft dieses Wildkrauts – und man denkt sofort an ein delikates Gericht aus dem nahen Meer. Die Würzkraft von Anis ist außerordentlich, geprägt von bis zu 22 Prozent ätherischen Ölen, in der Trockenmasse speziell von Anethol, einem natürlichen Phytoöstrogen, das dazu beiträgt, dass Frauen dieser Regionen weniger an Wechseljahresbeschwerden leiden. Anis regelt die Verdauung und ist einer der besten Bakterien- und Pilzekiller aus der Apotheke der Natur. Als Universalgewürz veredelt Anis nicht nur Fischgerichte, sondern auch Suppen, Saucen, Brot oder Gebäck. Schon im alten Rom wurden nach deftigen Mahlzeiten kleine Aniskugeln zur besseren Verdauung gereicht.

Basilikum

Einer der Favoriten der französischen und italienischen Küche – und mittlerweile auch bei uns. In Asien werden Gerichte schon seit 5.000 Jahren kulinarisch mit Basilikum aufbereitet. Je nach Region und der Zusammensetzung der ätherischen Öle bezaubert das Würzkraut mit eigenen Duft- und Geschmacksnoten. Beim süßlichen Basilikum dominiert Eugenol, andere, fruchtigere Arten, verströmen vorwiegend die Duftmoleküle Citral oder Limone, der afrikanische blaue Basilikum enthält viel Kampher. Basilikum liefert Meeresfrüchten nicht nur einen unvergleichlich verführerischen Beigeschmack, sondern wirkt auch antibakteriell und antimikrobiell, besser als so manche lieblose Pillenarznei aus der Apotheke. Wie viele andere Kräuter und Gewürze macht Basilikum das Blut dünnflüssiger und wirkt blutdrucksenkend – ganz im Gegensatz zu Salz, das den Blutdruck bekanntlich erhöht.

Curry

Unser Currypulver ist eine Kombination verschiedener Gewürze wie Koriander, Pfeffer, Zimt usw., seine gelbliche Farbe erhält es vom Kurkuma, einem traditionell verwendeten Heilkraut unserer Klöster. Curry steuert Mahlzeiten ein feines aromatisches Bouquet bei, eignet sich ideal für Gerichte aus Meeresprodukten. Curry verströmt einen betörenden Duft, hilft gegen Bakterien, Pilze und andere mikrobielle Krankheitserreger. Besonders intensiv wirken Pinene, Terpene und Italidon, ein uraltes Heilmittel aus der indischen Ayurvedamedizin. Curry kräftigt den Kreislauf und fördert die Verdauung, wirkt auch entkrampfend bei

Atemproblemen. Kurkuma stärkt das Immunsystem, beugt Venenleiden wie z. B. Krampfadern vor und stabilisiert den Kreislauf.

Dill

Wozu Salz verwenden, wenn solch großartige Gewürze zur Verfügung stehen? Dill stammt aus Vorderasien, wurde bald auch im Mittelmeerraum populär und ist inzwischen auch in unseren Küchen unverzichtbar. Das vergleichsweise milde Aroma macht Dill ideal zum Verfeinern von Suppen, Saucen, Fisch und vegetarischen Gerichten. Spezielle Würzkraft haben die Dillsamen, z. B. für Salate oder leckere Rohkostplatten. Dill ist auch als Topf- und Gartenpflanze längst domestiziert, hat aber seinen ursprünglichen Charakter als Wildkraut nicht verloren. Naturstoffe wie Apiol, Carvon, Phellandren oder Cymen bekämpfen Krankheitserreger in unseren Schleimhäuten und sorgen für eine bessere Durchblutung und Verdauung. Dill sollte stets frisch auf den Tisch, lange Lagerung, aber auch Kochhitze zerstören die feine Komposition an ätherischen Ölen.

Estragon

In Frankreich seit Jahrhunderten unverzichtbares Küchengewürz mit seinem eigenen, intensiv-aromatischen Duft und Geschmack. Bei uns ist Estragon populär als Bestandteil einer Sauce bèarnaise, die sich ideal für Gerichte aus Meeresfrüchten eignet. Estragon wirkt beruhigend und entspannend, gekaut vermitteln die Blätter einen frischen Atem und regen Appetit sowie Verdauung an. Das Gewürzkraut ist reich an Kalium, das den Stoffwechsel belebt und entwässernd wirkt – im Gegensatz zu unserem Kochsalz, das Wasser im Körper bindet, z. B. in den Beinen oder im Darm. Nicht umsonst war Estragon bereits im Mittelalter beliebt und begehrt, etwa als natürliches Heilmittel sowie als Zutat für Saucen, Dips, Marinaden oder Dressings, aber auch für die Zubereitung von Süßspeisen oder Erfrischungsgetränken.

Ingwer

Wie die Asiaten mit dem unvergleichlich würzig-scharfen Aroma der Ingwerwurzel ihre Speisen veredeln, ist wahrlich eine Reise nach Thailand oder Vietnam wert. Ingwer strotzt von ätherischen Ölen wie Shoagol, Gingerol oder Zingerin, die das im feuchtwarmen subtropischen Erdreich verborgene Wurzelrhizom auch braucht, um sich gegen Fressfeinde aller Art zu schützen. Ingwer ist so eine Art Idealgewürz für die Meeresdiät und sollte in keiner Küche fehlen. Das Gewürz regt den Speichelfluss und damit auch die Verdauung an, wirkt desinfizierend auf Schleimhäute und fördert die Durchblutung. Kaum ein Gewürz eignet sich besser als Salzersatz. Ingwer gibt auch Süßspeisen eine besondere Note, Ingwertee ist ein köstliches Getränk, vor allem im Sommer, gesüßt als Erfrischungsdrink aus dem Kühlschrank.

Kardamom

In Indien lieferte dieser Strauch schon vor 4.000 Jahren heilende Kräfte in der Naturmedizin und gleichzeitig feine Geschmacksnuancen für Gerichte aller Art. Die grüngelben Samen und Kapselfrüchte sind angenehm aromatisch, eignen sich besonders für das kulinarische Verfeinern von Suppen, Saucen, Dressings, Salaten oder Rohkost. Die Kapselfrüchte sollten erst kurz vor der Zubereitung aufgebrochen werden (z. B. im Mörser), weil die sensiblen Samenhäutchen durch ungesättigte Fettsäuren geschützt sind, die nach dem Kontakt mit Licht und Luft schnell oxidieren. In Asien werden die Samen wegen ihrer euphorisierenden Wirkung gerne gekaut. Die Wirkstoffe Sabinen, Terpineol und Terpinylacetat wirken antibakteriell und desinfizierend, fördern Verdauung und Durchblutung. Die Samen sollten ölig feucht und dunkel glänzen, dann duften und schmecken sie am besten.

Kerbel

Dieses einzigartige Gewürz wird in unseren Küchen wenig verwendet, ist aber dafür bei mediterranen Feinschmeckern umso beliebter. Schon die alten Ägypter verwendeten Kerbel für kulinarische Raffinessen, dem Pharao Tutenchamun wurden Kerbelpflanzen vor rund 3.500 Jahren als Grabbeigabe mit ins Reich der Ewigkeit gegeben, damit er niemals auf das außergewöhnliche Aroma, den Duft und Geschmack der anmutigen Dolden würde verzichten müssen. Der römische Geschichtsschreiber Plinius d. Ä. beschrieb im 1. Jahrhundert n. Chr. die verblüffenden Heilkräfte des Kerbels, sein Zeitgenosse, der Arzt Apicius, empfahl das Gewürz gegen Verdauungsstörungen und andere Beschwerden. Kerbel passt exzellent zu Gerichten aus Meeresfrüchten, das Gewürz aktiviert mit seinem Reichtum an Alkaloiden und Bioflavonoiden die Durchblutung und damit den Stoffwechsel, beruhigt Nerven und kräftigt das Immunsystem.

Koriander

Dieses ganz spezielle Gewürz stammt aus Nordafrika und Vorderasien, ist inzwischen aber in der ganzen Welt beliebt. Das frische, fruchtige Aroma spendet Gerichten aus Meeresfrüchten einen ganz besonderen Geschmack, die Pflanzenterpene Linaool und Pinen steuern eine feine nussartige Variante bei. Geröstete oder trocken erhitzte Samen behalten noch lange ihren Geschmack, sie werden in Asien oder Afrika gerne gekaut. Selbst die Korianderwurzeln sind essbar. In der Naturmedizin gilt Koriander seit jeher als Universalmittel gegen erhöhten Blutdruck, Verstopfung, Atembeschwerden und Asthmaanfälle. Das Gewürz ist auch einer der besten natürlichen Fatburner, hemmt vorzeitige Altersprozesse, wirkt harntreibend, damit entwässernd und regt den Appetit an. Koriander aktiviert die Produktion von Magensäure und sorgt auf diese Weise für eine optimale Verwertung von Meeresfrüchten mit ihrem stets hohen Proteinanteil.

Kümmel

Beliebtes Hausfrauengewürz, das in keinem Küchenregal fehlt. Kümmel ist ein kräftiges, robustes Wildkraut, das praktisch überall wächst und selbst widrigen Wetterverhältnissen trotzt. Dementsprechend vermittelt es einen ungebändigt-eindringlichen Geschmack. Kümmel war schon vor 4.000 Jahren populär, in den Chroniken römischer oder griechischer Geschichtsschreiber, wie Plinius d. Ä., Vergil, Apicius oder Dioskurides, finden sich entsprechende Einträge. Mit seinem intensiven Aroma ist Kümmel bester Ersatz für unseren Salzstreuer, vor allem auch, wenn es um das Verfeinern von Meeresgerichten geht. Kümmel enthält viel Vitamin C und eine ganze Reihe stark aromatischer ätherischer Öle, wie Myrcen, Cymol, Carveol, Caryophyllen oder Carven, die allesamt selbst hartnäckiger Bakterienbesiedelung in Schleimhäuten von Mund, Rachenraum und Verdauungstrakt den Garaus machen. Im Gegensatz zum blutdrucksteigernden Salz wirkt Kümmel blutdrucksenkend und entspannend.

Lorbeer

Ein Klassiker der südländischen Küche. Wenn die lederartigen, festen, grün glänzenden Blätter aufgebrochen werden, entströmt ihnen ihr intensives Aroma. Beim Kochen bzw. Zubereiten von Speisen werden Lorbeerblätter erst zugefügt, anschließend wieder entfernt. Lorbeer hatte schon in der Antike mythologische Bedeutung, in Rom oder Athen wurden sportliche Champions mit Lorbeerkränzen geehrt, auch als Grabbeigabe hatte das Kraut spirituelle Bedeutung. Die ätherischen Öle Eugenol und Myrcen vermitteln Lorbeer einen feinen Geschmack, der an Thymian und Oregano erinnert. Lorbeer ist enorm widerstandsfähig gegen mikrobielle Krankheitserreger, gibt diese Eigenschaft an uns Menschen weiter. Das Kraut lässt sich in der Küche vielseitig verwenden, z. B. zum Würzen von Eingelegtem wie Mixed Pickles, Marinaden und Saucen.

Majoran

Es ist schon faszinierend: Da wächst so ein Kraut in sonnigen Gefilden und wird bereits als Sämling recht gnadenlos von Bakterien, Pilzen, anderen mikrobiellen Krankheitserregern oder von Fressfeinden wie Würmern, Raupen, Insekten oder Vögeln angegriffen. Also muss es sich vehement wehren – und tut dies mit Dutzenden oder gar Hunderten Giftstoffen, die es in seinen Zellen speichert oder die es als abschreckenden Duft ausströmt. Das Aroma soll aber gleichzeitig auch Bienen anlocken, die seine Samen weitertragen. Menschen haben Geschmack und Duft von Majoran schon vor Jahrtausenden erkannt und Speisen damit verfeinert. Mittlerweile stellte sich heraus, dass Inhaltsstoffe wie Carvacrol, Borneol oder Kampher auch als Heilmittel genutzt werden können, z. B. gegen Atembeschwerden, Verdauungsstörungen, Kreislaufproblemen, sogar gegen Hautkrankheiten, Rheuma oder Gelenkschmerzen. Majoran ist wundervolles Beispiel dafür, wie die Natur Menschen und Heilpflanzen zusammenbringt, ein echtes Edelgewächs und eine der erlesensten Gewürzpflanzen.

Oregano

Das passt wundervoll zusammen: Duft und Geschmack des Meeres und das einzigartige Aroma dieses Würzkrauts aus der Familie der Minzepflanzen. Die Heimat des Oregano ist Vorderasien, doch es dauerte nicht lange, da entdeckte der Mittelmeerraum die Würz- und Heilkraft der Pflanze, und heute ist Oregano in südlichen Küchen nicht mehr wegzudenken. Der Geschmack ist leicht bitter, das stärkste Aroma haben wild wuchernde Pflanzen. Ein echter Oreganofan war der berühmte griechische Mediziner Hippokrates, Urvater aller Ärzte, der schon vor rund 2.500 Jahren Oregano zum Haus- und Heilmittel erklärte – als Antiseptikum, gegen schlecht heilende Wunden, zu hohen Blutdruck, träge Verdauung und Atemprobleme. Der Reichtum an Phenolen und anderen Bioflavonoiden wirkt auf natürliche Weise gegen Krampfadern und andere Venenleiden.

Rosmarin

Ein weiteres großartiges Geschenk aus dem reichen Gewürzgarten der Natur. An den sonnigen Mittelmeerküsten ist Rosmarin quasi verbrüdert mit dem Meerwasser, es bezieht seine Nährflüssigkeiten teilweise aus der Seebrise oder dem jodreichen Tau. Ähnlich wie Lorbeer hat auch Rosmarin mythische Bedeutung, schon vor 3.000 Jahren mit Kultstatus als Grabbeigabe. Der Dichter Horaz besang Rosmarin in seinen Versen, Ärzte wie Theophrast oder Dioskurides verwendeten das Gewürz als Allzweckheilmittel gegen Alterserscheinungen, chronische Gelenk- und Muskelschmerzen, zu hohen Blutdruck, Schleimhautinfektionen und Allergien. Intensivste Wirkstoffe sind Rosmanol, Camo-

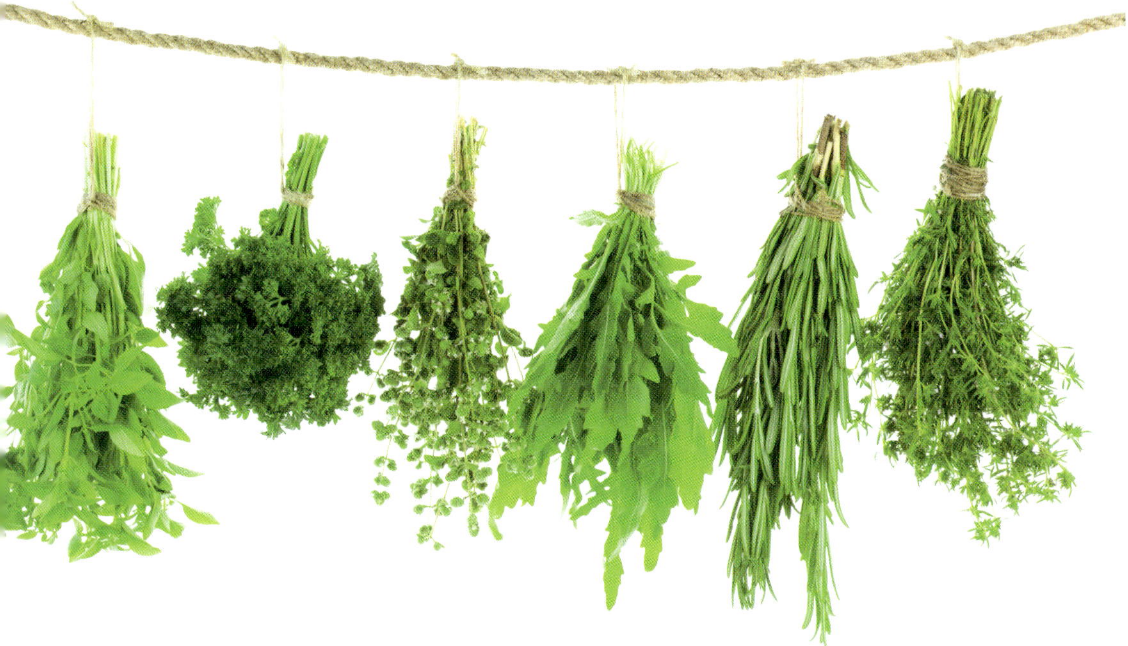

sinsäure, Rosmaridiphenol und Ursolinsäure als dynamischer Entzündungshemmer.

Thymian

Königin unter den Gewürzen, erhabener Geschmacksspender gegenüber dem viel zu viel verwendeten kristallinen Kochsalz. Schon die berühmte Äbtissin Hildegard von Bingen kultivierte die Gewürzpflanze in ihren Klostergärten. Der Reichtum an Duftpheromonen, die Thymian ausströmt, ist einzigartig, ebenso das vollendete Bouquet, das dieses Gewürz Gerichten der Meeresküche mitgibt. Dabei wirkt Thymian so intensiv bakterienhemmend, dass er sogar von den alten Ägyptern zur Mumifizierung von Leichnamen verwendet wurde. Ursprünglich stammt der Thymian aus Nordafrika, eroberte aber bald die sonnenreichen Küstenhänge Griechenlands, Italiens oder Spaniens. Inzwischen ist er unverzichtbares Standardgewürz in unseren Küchen, das Kraut lässt sich auch in kleinen Gärten gut kultivieren. Wichtigste Wirkstoffe sind Thymol, Carvacrol, Borneol und Cymol, allesamt ehrgeizige Bakterienkiller in unseren Schleimhäuten.

Bildnachweise

Tanja Bischof, Food & Photo:
Seite 15,21, 25, 35,41, 65, 71, 75, 79, 81, 91, 95, 103, 105, 107, 111, 113, 119, 140, 163

Das Geschirr wurde zur Verfügung gestellt von:
Veronika Riedl / www.galerie-vkus.de

Sonstige Bilder:
Seite 8–9: © shutterstock
Seite 16–17: © shane partridge / iStock / Thinkstock
Seite 26–27: © Rich Carey / shutterstock
Seite 38–39: © Imageman / shutterstock
Seite 55: © zi3000 / istock / Thinkstock
Seite 56–57: © Rich Carey / shutterstock
Seite 66–67: © Purestock / Thinkstock
Seite 73: © FrancoDeriu / istock / Thinkstock
Seite 84: © Nikola Bilic / shutterstock
Seite 86: © shipov / istock / Thinkstock
Seite 89: © elcabron / istock / Thinkstock
Seite 93: © BugTiger / istock / Thinkstock
Seite 99: © istock / thinkstock
Seite 108: © margouillatphotos / istock / Thinkstock
Seite 115: © AudreySt / istock / Thinkstock
Seite 117: © jonathan_steven / istock / Thinkstock
Seite 122–123: © Kesu01 / istock / Thinkstock
Seite 124–125: © paulbcowell / istock / Thinkstock
Seite 144: © Ethan Daniels / shutterstock
Seite 146–147 © Hoatzinexp / istock / Thinkstock
Seite 161: © a_Taiga / istock / Thinkstock

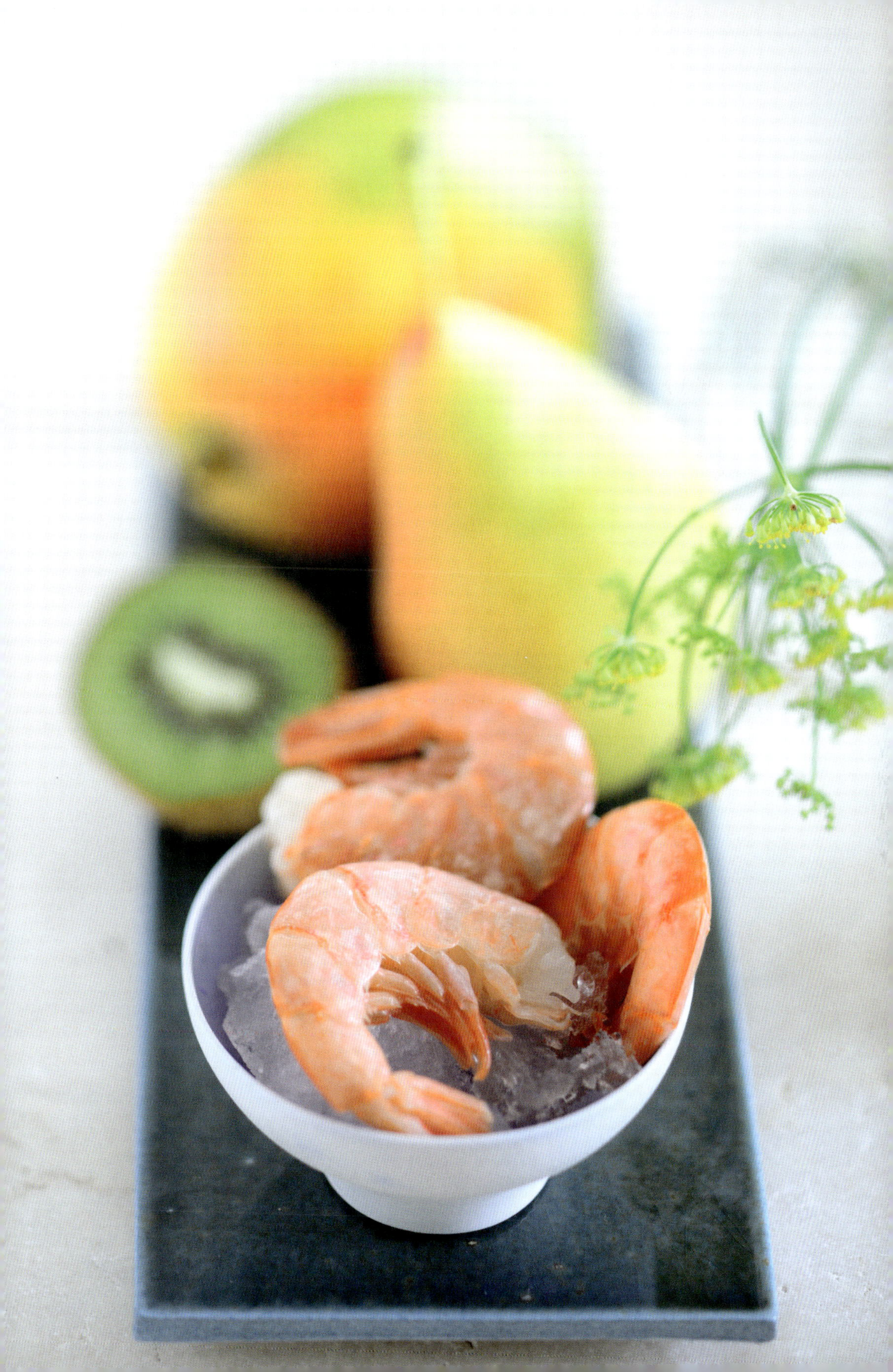

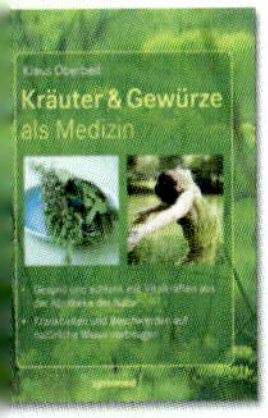

JETZT ALS PAPERBACK

räuter & Gewürze als Medizin.
esund und schlank mit Vitalkräften aus er Apotheke der Natur.

laus Oberbeil
78-3-942772-92-1

15,00 € ~~19,95 €~~

Gegen alles ist ein Kraut gewachsen!
Seit Jahrtausenden werden wild gewachsene und angebaute Pflanzen zu Heilzwecken verwendet. Bestsellerautor und Spezialist für Molekularbiologie, Klaus Oberbeil, gibt in seinem Standardwerk zur »Apotheke der Natur« detailliert Überblick über 100 Heilpflanzen und Kräuter, ihren Anbau, ihre Anwendung bei verschiedensten Beschwerdebildern, eventuelle Verwechslungsgefahren und viel Hintergrundinformation.

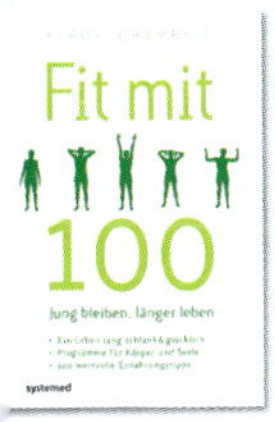

it mit 100.
ung bleiben, länger leben.
Ein Leben lang schlank & glücklich.
Programme für Körper und Seele.
100 wertvolle Ernährungstipps.

laus Oberbeil
78-3-927372-93-1

14,99 €

Das Fit-mit-100-Programm!
Du bist jünger als Du denkst! – so lautet das Urteil von Bio-Science-Experten. Bei einigen Naturvölkern werden die Menschen 100 Jahre alt und bleiben dabei jung. Und wir? Übergewicht, Fehlernährung, Bewegungsmangel, ausgetrocknete Körperzellen und ein müde dahindümpelnder Stoffwechsel machen uns »Wohlstandsbürger« der ersten Welt vorzeitig alt. Doch wir können unsere innere biologische Altersuhr anhalten und sogar zurückdrehen.

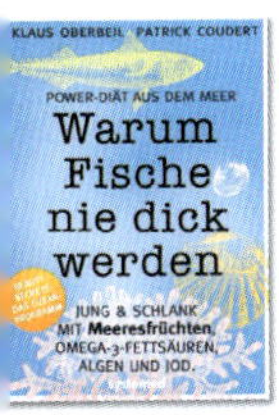

NEU

Warum Fische nie dick werden.
ung & schlank mit Meeresfrüchten, Omega-3-Fettsäuren, Algen und Jod.

laus Oberbeil | Patrick Coudert
978-3-942772-71-6

19,99 €

Diese Beauty- und Gesundheitsgeheimnisse machen Appetit auf Meer!
Dieser brisante Ratgeber beschäftigt sich erstmals mit dem unermesslichen Reichtum der Weltmeere an Vitaminen, Spurenelementen, hochwertigen Fettsäuren, Sauerstoff und anderen kostbaren Biostoffen. Eine echte Meeresdiät, die praktisch allen Ernährungskonzepten auf der Basis rein landbezogener Nahrungsmittel überlegen ist.

Naturwissenschaft trifft jahrhundertealte Tradition.

Klaus Oberbeil trifft mit seinen Ratgebern zu Gesundheits-, Ernährungs- und Anti-Aging-Themen seit vielen Jahren punktgenau den Nerv der Zeit. Der Fachautor, Medizinjournalist und Spezialist für Molekularbiologie und Genforschung veröffentlichte zahlreiche Bestseller, die mittlerweile in 19 Sprachen übersetzt, weltweite Beachtung finden.

systemed Verlag
Kastanienstraße 10
D-44534 Lünen
Telefon: 02306 63934
Fax: 02306 61460
faltin@systemed.de

systemed verlag

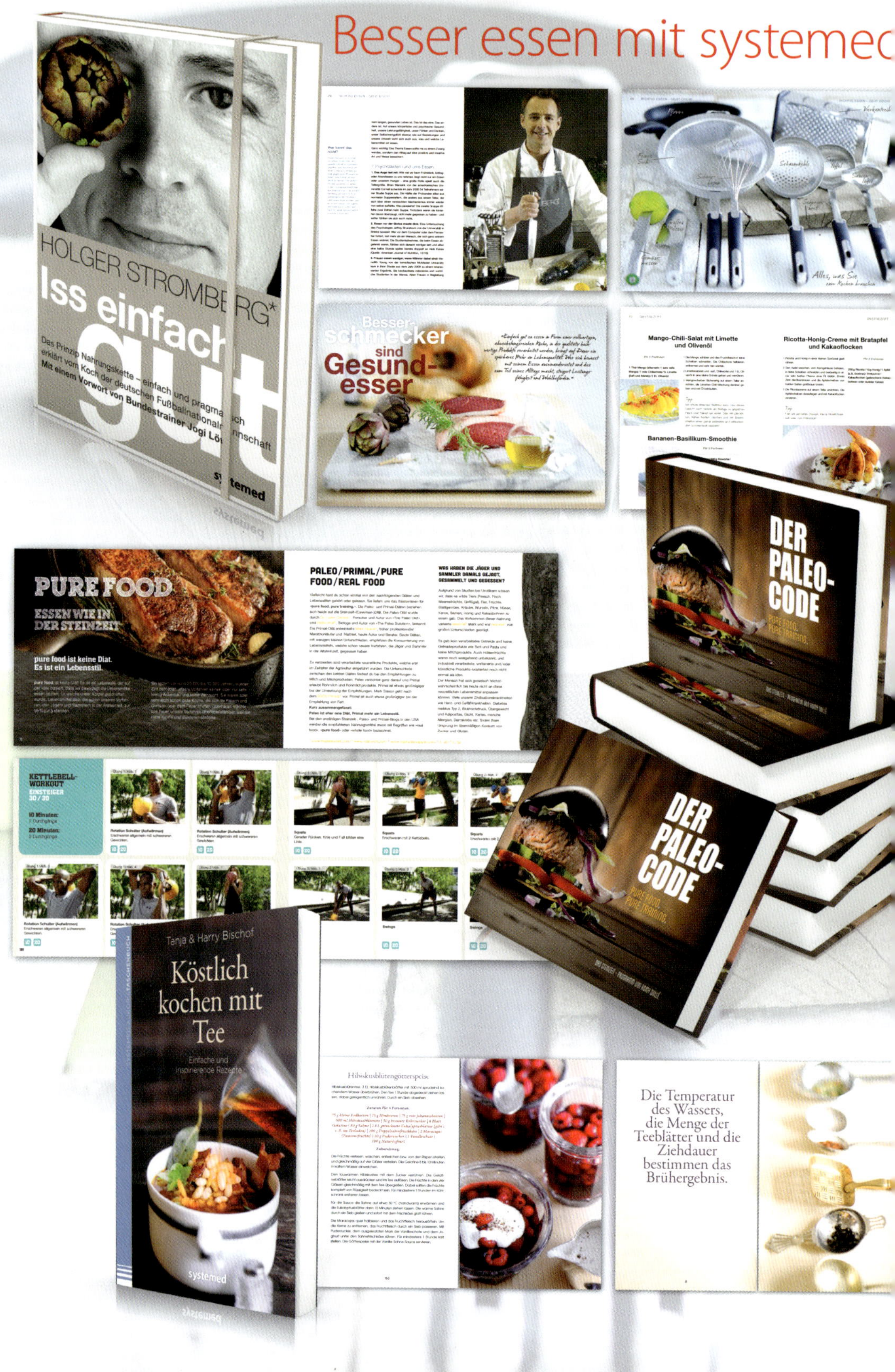
Besser essen mit systemed
HOLGER STROMBERG*
Iss einfach gut
Das Prinzip Nahrungskette – einfach und pragmatisch erklärt vom Koch der deutschen Fußballnationalmannschaft
Mit einem Vorwort von Bundestrainer Jogi Löw
systemed
Besser-schmecker sind Gesund-esser
Alles, was Sie zum Kochen brauchen
Mango-Chili-Salat mit Limette und Olivenöl
Ricotta-Honig-Creme mit Bratapfel und Kakaoflocken
Bananen-Basilikum-Smoothie
PURE FOOD
ESSEN WIE IN DER STEINZEIT
pure food ist keine Diät. Es ist ein Lebensstil.
PALEO / PRIMAL / PURE FOOD / REAL FOOD
WAS HABEN DIE JÄGER UND SAMMLER DAMALS GEJAGT, GESAMMELT UND GEGESSEN?
DER PALEO-CODE
PURE FOOD. PURE TRAINING.
KETTLEBELL-WORKOUT
EINSTEIGER 30/30
Tanja & Harry Bischof
Köstlich kochen mit Tee
Einfache und inspirierende Rezepte
systemed
Hibiskusblütengötterspeise
Die Temperatur des Wassers, die Menge der Teeblätter und die Ziehdauer bestimmen das Brühergebnis.

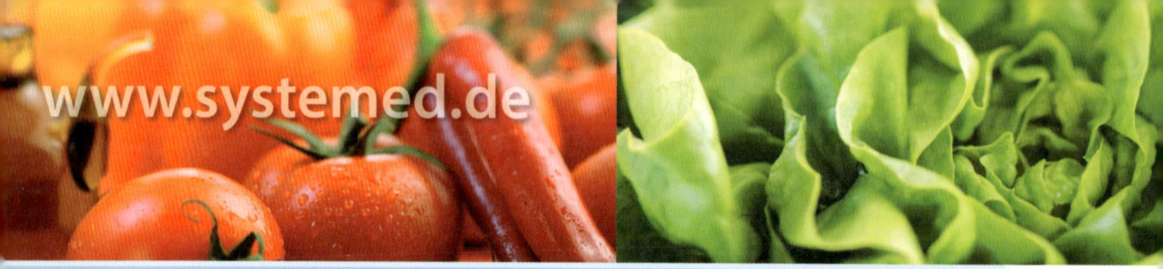

LOGI-Methode

Glücklich und schlank.
Mit viel Eiweiß und dem richtigen Fett. Das komplette LOGI-Basiswissen. Mit umfangreichem Rezeptteil.
Dr. Nicolai Worm
978-3-942772-96-9 **19,99 €**

Das große LOGI-Kochbuch.
120 raffinierte Rezepte zur Ernährungsrevolution von Dr. Nicolai Worm. Mit exklusiven LOGI-Kompositionen der Spitzenköche Alfons Schuhbeck, Vincent Klink, Ralf Zacherl, Christian Henze und Andreas Gerlach.
Franca Mangiameli
978-3-942772-79-2 **19,99 €**

Das neue große LOGI-Kochbuch.
120 neue Rezepte – auch für Desserts, Backwaren und vegetarische Küche. Jede Menge LOGI-Tricks und die klügsten Alternativen zu Pizza, Pommes und Pasta.
Franca Mangiameli | Heike Lemberger
978-3-942772-88-4 **19,99 €**

Abnehmen lernen. In nur zehn Wochen!
Das intelligente LOGI-Power-Programm zur dauerhaften Gewichtsreduktion. Mit diesem Tagebuch werden Sie Ihr eigener LOGI-Coach!
Heike Lemberger | Franca Mangiameli
978-3-942772-59-4 **18,99 €**

Das große LOGI-Back- und Dessertbuch.
Über 100 raffinierte Dessertrezepte, die Sie niemals für möglich gehalten hätten. So macht Leben nach LOGI noch mehr Spaß!
Mit ausführlichem Stevia-Extrakapitel.
Franca Mangiameli | Heike Lemberger
978-3-927372-66-5 **19,95 €**

Das große LOGI-Grillbuch.
120 heiß geliebte Grillrezepte rund um Gemüse, Fisch und Fleisch. Ein Fest für LOGI-Freunde.
Heike Lemberger | Franca Mangiameli
978-3-942772-12-9 **18,00 €**

Das große LOGI-Fischkochbuch.
Köstliche Gerichte mit Fisch und Meeresfrüchten aus heimischen Gewässern und aus aller Welt.
Susanne Thiel | Anna Fischer
978-3-942772-07-5 **19,99 €**

Vegetarisch kochen mit der LOGI-Methode.
LOGI ohne Fisch und Fleisch? Na klar! 80 innovative und kreative LOGI-Veggie-Rezepte. Wenige Kohlenhydrate – glutenfrei!
Susanne Thiel | Dr. Nicolai Worm
978-3-927372-80-1 **19,95 €**

Leicht abnehmen! Geheimrezept Eiweiß.
Gewicht verlieren mit Eiweiß und Formula-Mahlzeiten. Und dann: gesund und schlank auf Dauer mit LOGI.
Dr. Hardy Walle | Dr. Nicolai Worm
978-3-95814-009-7 **19,99 €**

Leicht abnehmen! Das Rezeptbuch.
Gewicht verlieren mit Eiweiß und Formula-Mahlzeiten. Und für danach: 70 einfache und abwechslungsreiche LOGI-Rezepte.
Dr. Hardy Walle
978-3-927372-40-5 **12,95 €**

Eiweiß-Guide. NEU
Tabellen mit über 500 Lebensmitteln bewertet nach ihrem Eiweißgehalt und ausgewählten Aminosäuren.
Franca Mangiameli | Heike Lemberger
Dr. Nicolai Worm
978-3-942772-64-8 **9,99 €**

Fett Guide.
Wie viel Fett ist gesund? Welches Fett wofür? Tabellen mit über 500 Lebensmitteln, bewertet nach ihrem Fettgehalt und ihrer Fettqualität.
Heike Lemberger
Ulrike Gonder | Dr. Nicolai Worm
978-3-942772-09-9 **9,99 €**

LOGI-Guide.
Tabellen mit über 500 Lebensmitteln, bewertet nach ihrem glykämischen Index und ihrer glykämischen Last.
Franca Mangiameli
Dr. Nicolai Worm | Andra Knauer
978-3-942772-02-0 **6,99 €**

Die LOGI-Kochkarten.
Die besten LOGI-Rezepte. Einfallsreich, einfach, preiswert.
978-3-942772-54-9 **17,99 €**

Das große LOGI-Familienkochbuch.
Die LOGI-Ernährungsmethode für die ganze Familie in Theorie und Praxis. Mit 100 tollen Rezepten, die auch Kindern schmecken.
Marianne Botta | Dr. Nicolai Worm
978-3-927372-96-2 **19,99 €**

Endlich schlank ohne Diät.
Erfolgreich abnehmen ohne Jo-Jo-Effekt und Kalorienzählen - nach dem LOGI-Erfolgsprinzip von Dr. Nicolai Worm.
Anna Cavelius
978-3-942772-10-5 **9,99 €**

Der LOGI-Muskel-Coach.
Die ultimative Sporternährung für Muskelaufbau und Ausdauertraining.
Dr. Torsten Albers | Dr. Nicolai Worm
Kirsten Segler
978-3-942772-13-6 **19,99 €**

Mehr vom Sport! Low-Carb und LOGI in der Sporternährung.
Unter Mitwirkung zahlreicher Spitzensportler: Boxweltmeister Felix Sturm, Schwimmprofi Mark Warnecke, Leichtathlet Danny Ecker und viele mehr.
Clifford Opoku-Afari | Dr. Nicolai Worm
Heike Lemberger
978-3-927372-41-2 **19,95 €**

LOGI und Low Carb in der Sporternährung. FÜR FACHKREISE
Glykämischer Index und glykämische Last – Einfluss auf Gesundheit und körperliche Leistungsfähigkeit.
Jan Prinzhausen
978-3-927372-30-6 **24,90 €**

Bauch, Beine, Po – das LOGI-Workout für Frauen. (DVD)
Inklusive ausführlichem Booklet.
Matthias Maier | Dr. Nicolai Worm
978-3-927372-98-6 **14,95 €**

LOGI im Alltag, in der Praxis und in der Klinik.
Andra Knauer
978-3-942772-31-0 **8,99 €**

Die LOGI-Jubiläumsbox.
10 erfolgreiche, glückliche und schlanke Jahre mit der LOGI-Methode.
Enthält DIE drei Standardwerke rund um die LOGI-Methode zum Jubiläumspreis.
- Glücklich und schlank.
- Das große LOGI-Kochbuch.
- Das neue große LOGI-Kochbuch.

Dr. Nicolai Worm | Franca Mangiameli
Heike Lemberger
978-3-927372-68-9 **50,00 €**
(erhältlich solange der Vorrat reicht)

Noch mehr LOGI.
Die LOGI-Fisch-, -Back- und -Grillbox.
Über 400 raffinierte Rezepte.
Die Box beinhaltet:
- das große LOGI-Fischkochbuch
- das große LOGI-Grillbuch,
- das große LOGI-Back- und -Dessertbuch

Heike Lemberger | Franca Mangiameli
Susanne Thiel | Anna Fischer
978-3-942772-48-8 **45,00 €**
(erhältlich solange der Vorrat reicht)

LOGI durch den Tag. FLIPCHART TISCHAUFSTELLER
Kombinieren Sie Ihren LOGI-Abnehmplan aus 50 Frühstücken, 50 Mittagessen und 50 Abendessen. Maximale Sättigung mit weniger als 1.600 Kalorien und 80 Gramm Kohlenhydraten pro Tag!
Franca Mangiameli
978-3-95814-007-3 **24,99 €**

Das LOGI-Menü. FLIPCHART TISCHAUFSTELLER
Logisch kombiniert: 50 Vorspeisen, 50 Hauptgerichte, 50 Desserts.
Franca Mangiameli
978-3-95814-006-6 **24,99 €**

Die LOGI-Akademie. FLIPCHART TISCHAUFSTELLER – FÜR FACHKREISE
LOGI lehren – LOGI verstehen.
Ein Leitfaden zur Patientenschulung und zum Selbststudium.
Franca Mangiameli
978-3-927372-59-7 **48,00 €**

Gesundheit

Syndrom X oder Ein Mammut auf den Telle
Mit Steinzeitdiät aus der Wohlstand
Dr. Nicolai Worm
978-3-927372-23-8 **19,9(**

Heilkraft D.
Wie das Sonnenvitamin vor Herzinfarkt, Krebs und anderen Zivilisati krankheiten schützt.
Dr. Nicolai Worm
978-3-927372-47-4 **15,95**

Die Schlafmangel-Fett-Fal
... wie Sie trotzdem gesund und sch bleiben.
Dr. Nicolai Worm
978-3-927372-94-8 **7,50** ~~14,95~~

Das Fastenbuch. ERSCHEINT FEBRUAR 201 – VORBESTELLBA AB SOFORT!
18 Kuren für alle Gelegenheiten.
Anna Cavelius
978-3-927372-85-6 **19,99**

*Seit Juli 2014 erscheinen unser beliebten LOGI-Kochbücher in der praktischen verdeckten Spiralbindung.

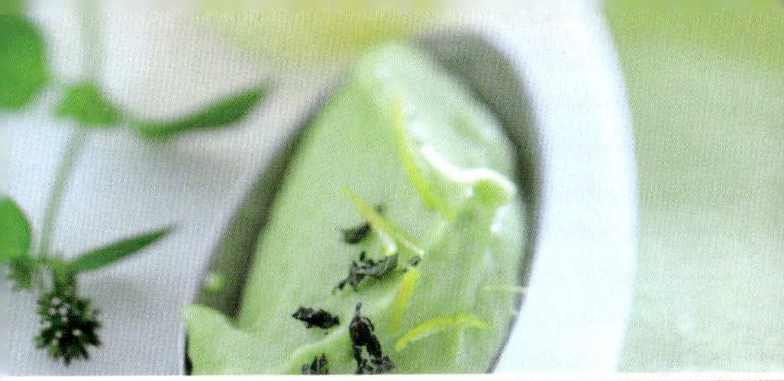

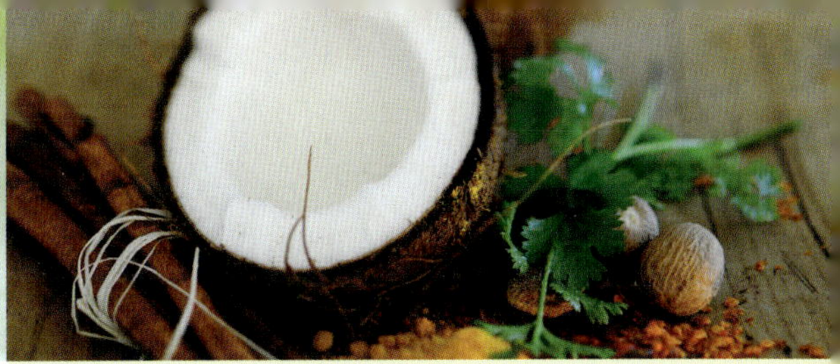

stemed Küchenratgeber

v-Carb – Low-Budget.
enhydratbilanzierte Küche
en kleinen Geldbeutel.
fgang Link | Dr. med. Jürgen Voll
3-942772-65-5 **7,99 €**

NEU
KetoKüche kennenlernen.
Die ketogene Ernährung in Theorie und Praxis.
Ulrike Gonder | Anja Leitz
978-3-942772-80-8 **7,99 €**

v-Carb unterwegs.
ezepte für die Reise und zum
ehmen.
ca Mangiameli | Heike Lemberger
-3-942772-66-2 **7,99 €**

NEU
Low-Carb für Sportler.
30 kohlenhydratreduzierte Gerichte für den Sportler.
Wolfgang Link | Dr. med. Jürgen Voll
978-3-942772-91-4 **7,99 €**

v-Carb vegan
ezepte ohne tierische Lebensmittel.
ca Mangiameli | Heike Lemberger
-3-942772-68-6 **7,99 €**

NEU
Low-Carb-Desserts.
40 Desserts mit wenig Kohlenhydraten.
Wolfgang Link
978-3-942772-95-2 **7,99 €**

NEU
v-Carb bei Nahrungsmittel-verträglichkeit.
ezepte bei Laktoseintoleranz/
toseintoleranz/Zöliakie.
fgang Link | Dr. med. Jürgen Voll
-3-942772-74-7 **7,99 €**

NEU
Low-Carb-Powerwoche.
In 7 Tagen Vitalität gewinnen und Gewicht verlieren.
Wolfgang Link | Dr. med. Jürgen Voll
978-3-942772-87-7 **7,99 €**

NEU
v-Carb in 15 Minuten.
leichte« Schnellrezepte zum Genießen.
fgang Link
-3-942772-75-4 **7,99 €**

NEU
Low-Carb-Pfannengerichte.
40 Rezepte für die schnelle Pfanne mit wenig Kohlenhydraten.
Wolfgang Link
978-3-942772-93-8 **7,99 €**

NEU
**v-Carb in der
wangerschaft.**
undheit mit wenig Kohlenhydraten
Mutter und Baby.
ett Schmittendorf
-3-942772-72-3 **7,99 €**

Gesundheit

BEST-SELLER
Mehr Fett!
Warum wir mehr Fett brauchen, um gesund und schlank zu sein.
Ulrike Gonder | Dr. Nicolai Worm
978-3-927372-54-2 **19,95 €**

Menschenstopfleber.
Die verharmloste Volkskrankheit Fettleber.
Dr. Nicolai Worm
978-3-927372-78-8 **19,99 €**

NEU
Volkskrankheit Fettleber.
Verkannt – verharmlost – heilbar.
Dr. Nicolai Worm | Kirsten Segler
978-3-942772-78-5 **16,99 €**

BEST-SELLER
Stopp Diabetes!
Raus aus der Insulinfalle dank der LOGI-Methode.
Katja Richert | Ulrike Gonder
978-3-927372-56-6 **16,95 €**

**Stopp Diabetes!
Praxisbuch.**
Ernährungs- und Bewegungspläne.
LOGI-Methode.
Ein besseres Leben mit Diabetes.
Katja Richert
978-3-942772-08-2 **16,99 €**

Ketogene Ernährung

BEST-SELLER
Krebszellen lieben Zucker – Patienten brauchen Fett.
Gezielt essen für mehr Kraft und Lebensqualität bei Krebserkrankungen.
Prof. Ulrike Kämmerer
Dr. Christina Schlatterer | Dr. Gerd Knoll
978-3-927372-90-0 **24,99 €**

NEU
Ketogene Ernährung bei Krebs.
Die besten Lebensmittel bei Tumorerkrankungen.
Prof. Ulrike Kämmerer
Dr. Christina Schlatterer | Dr. Gerd Knoll
978-3-942772-43-3 **14,99 €**

KetoKüche für Einsteiger: Rezepte & Kraftshakes.
50 ketogene Rezepte, die schmecken.
Dorothee Stuth | Ulrike Gonder
978-3-942772-42-6 **14,99 €**

KetoKüche zum Genießen.
Mit gesunden Gewürzen und Kokosnuss. Über 100 ketogene Rezepte für Genießer.
Bettina Matthaei | Ulrike Gonder
978-3-942772-44-0 **19,99 €**

JETZT ALS PAPERBACK
Stopp Alzheimer!
Wie Demenz vermieden und behandelt werden kann.
Dr. Bruce Fife
978-3-942772-86-0 **20,00 €** ~~24,99 €~~

**Stopp Alzheimer!
Praxisbuch.**
Wie Demenz vermieden und behandelt werden kann. Mit zahlreichen Rezepten, Mental-Test sowie Warenkunde und Kohlenhydrattabellen.
Dr. Bruce Fife
978-3-942772-27-3 **12,99 €**

Grundlagenbroschüre Ketogene Ernährung bei Krebserkrankungen.
Prof. Ulrike Kämmerer
Dr. Christina Schlatterer | Dr. Gerd Knoll
(erhältlich nur beim Verlag) **3,50 €**

Praxisbroschüre Rezepte zur Unterstützung einer ketogenen Ernährung für Krebspatienten.
Prof. Ulrike Kämmerer | Nadja Pfetzer
(erhältlich nur beim Verlag) **6,90 €**
➔ Paketpreis für beide: 8,90 €

Das Beste aus der Kokosnuss.
Natives Bio-Kokosöl und Bio-Kokosmehl.
Ulrike Gonder
978-3-942772-56-3 **4,99 €**

Kokosöl (nicht nur) fürs Hirn!
Wie das Fett der Kokosnuss helfen kann, gesund zu bleiben und das Gehirn vor Alzheimer und anderen Schäden zu schützen.
Ulrike Gonder
978-3-942772-38-9 **5,99 €**

Positives über Fette und Öle.
Warum gute Fette und Öle so wichtig für uns sind.
Ulrike Gonder
978-3-942772-57-0 **4,99 €**

Alle 3 Bücher im Paket
978-3-942772-55-6 **12,00 €**

Das angesagte, neue Ernährungsthema im systemed Verlag: Gezielt essen bei Krebserkrankungen, Alzheimer und Demenz mit ketogener Ernährung.

systemed verlag

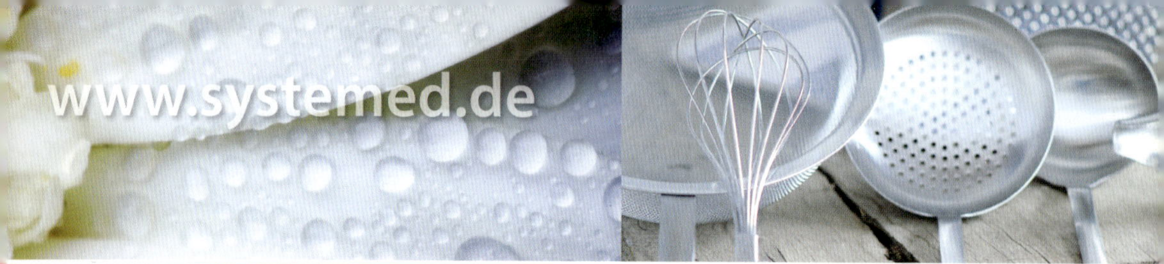

Ernährung, Gesundheit, Lifestyle, Wellness

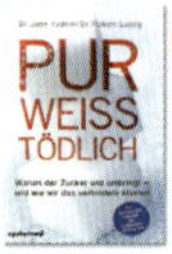
NEU

Pur – weiß – tödlich.
Warum der Zucker uns umbringt – und wie wir das verhindern können.
Prof. John Yudkin | Prof. Robert Lustig
978-3-942772-41-9 **14,99 €**

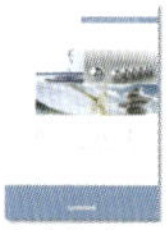

Andullation Quelle der Gesundheit
Einfache Wege gesund zu werden und zu bleiben
Birgit Frohn | Prof. Dr. Roland Stutz
978-3-942772-20-4 **18,99 €**

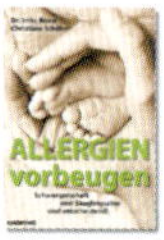

Allergien vorbeugen.
Schwangerschaft und Säuglingsalter sind entscheidend!
Dr. Imke Reese | Christiane Schäfer
978-3-927372-50-4 **14,95 €**

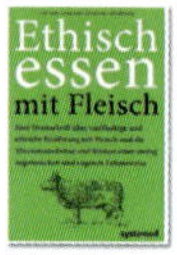

Ethisch Essen mit Fleisch.
Eine Streitschrift über nachhaltige und ethische Ernährung mit Fleisch und die Missverständnisse und Risiken einer streng vegetarischen und veganen Lebensweise.
Lierre Keith | Ulrike Gonder
978-3-927372-87-0 **14,99 €**

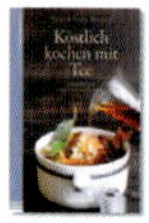

Köstlich kochen mit Tee.
Einfache und inspirierende Rezepte.
Tanja Bischof | Harry Bischof
978-3-942772-76-1 **8,95 €**

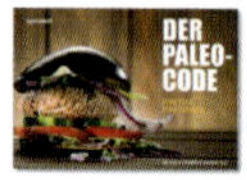
NE

Der Paleo-Code.
Pure Food. Pure Training.
Romy Dollé
978-3-927372-86-3 **19,9**

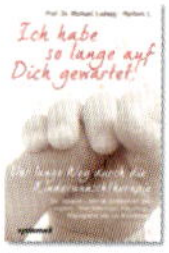

Ich habe so lange auf Dich gewartet!
Der lange Weg durch die Kinderwunschtherapie. Ein Tagebuch – ärztlich kommentiert und ergänzt – über Hoffnungen, Misserfolge, Wegbegleiter und das Wunschkind.
Prof. Michael Ludwig | Maileen L.
978-3-942772-11-2 **15,99 €**

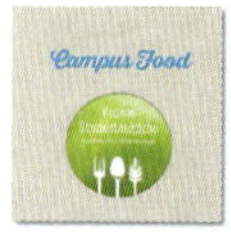
NEU

Campus Food.
Vegane Studentenküche.
Anne Bühring | Kurt-Michael Weste
978-3-942772-21-1 **16,9**

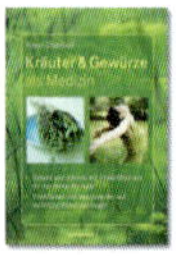
JETZT ALS PAPERBACK

Kräuter & Gewürze als Medizin.
Gesund und schlank mit Vitalkräften aus der Apotheke der Natur.
Klaus Oberbeil
978-3-942772-92-1 **15,00 €** ~~19,95 €~~

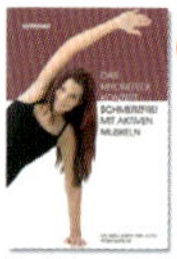
NEU

Das Myoreflexkonzept.
Schmerzfrei mit aktiven Muskeln.
Dr. med. Eberhard Jörg | Peter Kensok
978-3-942772-49-5 **19,99 €**

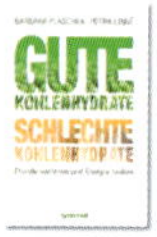

Gute Kohlenhyrate – schlechte Kohlenhydrate.
Pfunde verlieren und Energie tanken.
Barbara Plaschka | Petra Linné
978-3-927372-81-8 **12,95 €**

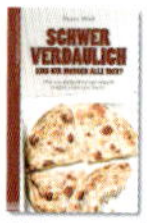

Schwer verdaulich.
Wie uns die Ernährungsindustrie mästet und krank macht.
Pierre Weill
978-3-942772-40-2 **12,95 €**

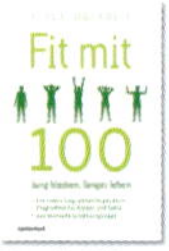

Fit mit 100.
Jung bleiben, länger leben.
- Ein Leben lang schlank & glücklich.
- Programme für Körper und Seele.
- 100 wertvolle Ernährungstipps.

Klaus Oberbeil
978-3-927372-93-1 **14,99 €**

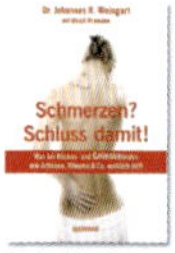
ERSCHEINT NOVEMBER 2014
VORBESTELLBAR AB SOFORT!

Gelenkschmerzen? Schluss damit!
Hilfe bei Arthrose, Bandscheiben- und rheumatischen Beschwerden, Fibromyalgie & Co.
Dr. Johannes R. Weingart | Ulrich Pramann
978-3-942772-58-7 **16,99 €**

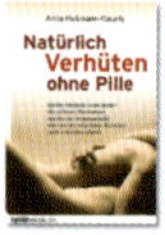

Natürlich verhüten ohne Pille.
Welche Methode ist die beste? Alle sicheren Alternativen. Was tun bei Kinderwunsch? Wie man die natürlichen Techniken rasch und sicher erlernt.
Anita Heßmann-Kosaris
978-3-927372-63-4 **14,95 €**

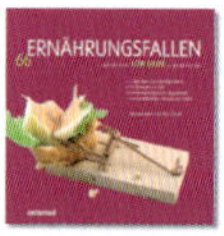

66 Ernährungsfallen … und wie sie mit Low-Carb zu vermeiden sind.
- in typischen Alltagssituationen
- für Büro und Freizeit
- mit Einkaufsführer im Supermarkt
- mit ausführlichem Restaurant-Guide

Barbara Plaschka | Petra Linné
978-3-927372-55-9 **15,95 €**

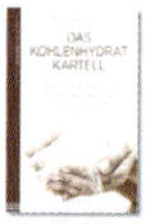

Das Kohlenhydratkartell.
Über die Diätkatastrophe, die finsteren Machenschaften der Zuckerlobby und Wege aus dem Diätendschungel.
Clifford Opoku-Afari
978-3-942772-39-6 **12,95 €**

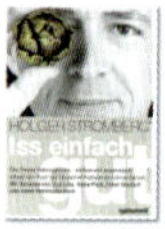

Iss einfach gut.
Das Prinzip Nahrungskette – einfa pragmatisch erklärt vom Koch der Deutschen Fußballnationalmannsc
In Hardcover-Luxusausführung mit Moleskine Gummi und Saisonkalen als DIN-A3-Poster
Holger Stromberg
978-3-942772-50-1 **18,9**

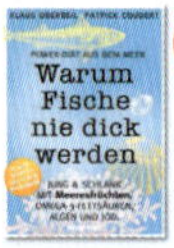
NEU

Warum Fische nie dick werden.
Die Meeresdiät mit Algen, Meeresfrüchten, Jodsalz, Eiweiß & Co.
Klaus Oberbeil | Patrick Coudert
978-3-942772-71-6 **19,99 €**

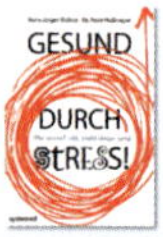

Gesund durch Stress!
Wer reizvoll lebt, bleibt länger jung!
Hans-Jürgen Richter
Dr. Peter Heilmeyer
978-3-927372-42-9 **8,00 €** ~~15,95 €~~

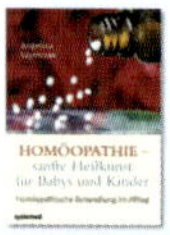

Homöopathie – sanfte Heilkunst für Babys und Kinder.
Homöopathische Behandlung im Alltag.
Angelika Szymczak
978-3-927372-49-8 **14,00 €** ~~19,95 €~~

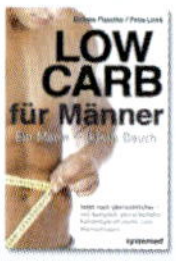

Low-Carb für Männer. Ein Mann – (k)ein Bauch.
Jetzt noch übersichtlicher – mit komplett überarbeiteter Kohlenhydrattabelle zum Nachschlagen.
Barbara Plaschka | Petra Linné
978-3-942772-52-5 **15,99 €**

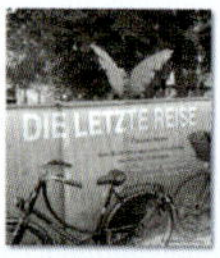

Die letzte Reise.
Eine Reise über deutsche Friedhöfe von Sylt bis Konstanz.
Clemens Menne
978-3-927372-76-4 **34,00 €**

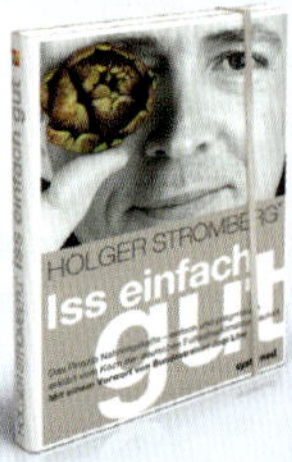

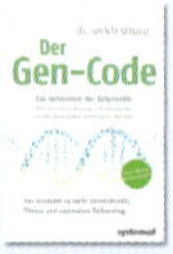

Der Gen-Code.
Das Geheimnis der Epigenetik – wie wir mit Ernährung und Bewegung unsere Gene positiv beeinflussen können.
Dr. Ulrich Strunz
978-3-942772-01-3 **14,99 €**

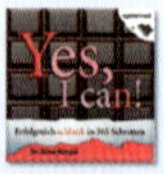

Yes, I can!
Erfolgreich schlank in 365 Schritten.
Dr. Ilona Bürgel
978-3-927372-51-1 **7,50 €** ~~15,00 €~~

Bestellen Sie direkt beim Verlag.
Versandkostenfreie Lieferung.
Alle bereits erschienenen Bücher sind sofort lieferbar.

Mehr Infos zum Programm, zu den Autoren und zu weiteren Neuerscheinungen finden Sie auf unserer website: www.systemed.de.

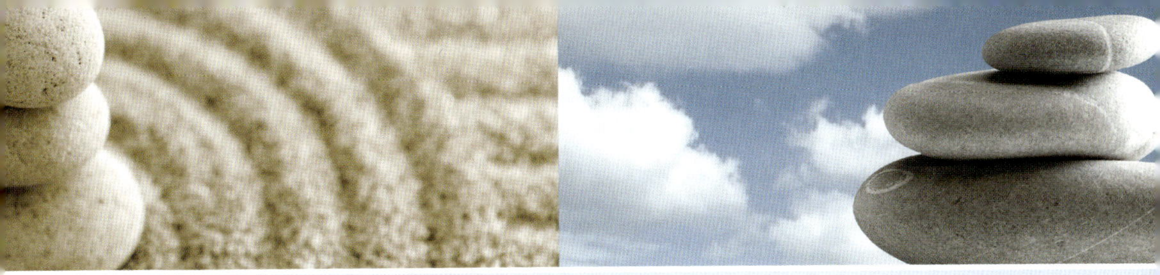

›ga & Achtsamkeit

s Hatha Yoga Lehrbuch.
ıpoorna Hatha Yoga, Perfektion in
vegung. Die 150 schönsten Übungen.
rcel Anders-Hoepgen
-3-927372-53-5 **29,95 €**

mpoorna
tha Yoga Stunde. (DVD)
fe 1
rcel Anders-Hoepgen
-3-927372-64-1 **17,95 €**

mpoorna
tha Yoga Stunde. (CD)
fe 1
rcel Anders-Hoepgen
3-927372-65-8 **14,95 €**

mpoorna
atha Yoga Stunde. (DVD)
chte Mittelstufe
werpunkt: Dehnung der Hüften
rcel Anders-Hoepgen
3-3-942772-04-4 **17,95 €**

NEU

atha Yoga Stunde. (DVD)
ichte Mittelstufe
werpunkt: Kraftaufbau
rcel Anders-Hoepgen
8-3-927372-84-9 **17,99 €**

ebammen Yoga.
ungen zur Geburtsvorbereitung
d Rückbildung. *Inkl. Mantra-Audio-CD.*
arcel Anders-Hoepgen
8-3-927372-99-3 **9,00 €** ~~19,99 €~~

ebammen Yoga. (Doppel-DVD)
ungen zur Geburtsvorbereitung und
ickbildung.
arcel Anders-Hoepgen
'8-3-942772-03-7 **16,95 €**

Yoga von Kopf bis Fuß.
5-Minuten-Übungen aus
dem Sampoorna Hatha Yoga.
Die Box beinhaltet:

- Augenentspannung (CD)
- Gleichgewicht (CD)
- Nackenentspannung (CD)
- Oberen Rücken stärken (CD)
- Unteren Rücken stärken (CD)
- Bauchmuskulatur stärken (CD)

Marcel Anders-Hoepgen
978-3-942772-45-7 **30,00 €**
(erhältlich solange der Vorrat reicht)

Nada-Yoga-Musik-Reihe.
Marcel Anders-Hoepgen

Eternal OM (CD)
978-3-942772-16-7 12,99 €
Shanti (CD)
978-3-942772-29-7 12,99 €
Runterkommen (CD)
978-3-942772-17-4 12,99 €
Gelassenheit (CD)
978-3-942772-15-0 12,99 €

Marcel Anders-Hoepgen
Besser schlafen. (CD)
Entspannung für die Nacht.
978-3-942772-25-9 **12,99 €**
Gut schlafen. (CD)
Entspannung für die Nacht.
978-3-927372-62-7 **9,95 €**
Kraft tanken. (CD)
Entspannung für den Tag.
978-3-927372-61-0 **9,95 €**

Marcel Anders-Hoepgen
Augenentspannung (CD)
978-3-927372-71-9 8,95 €
Gleichgewicht (CD)
978-3-927372-72-6 8,95 €
Nackenentspannung (CD)
978-3-927372-70-2 8,95 €
Oberen Rücken stärken (CD)
978-3-927372-73-3 8,95 €
Unteren Rücken stärken (CD)
978-3-927372-74-0 8,95 €
Bauchmuskulatur stärken (CD)
978-3-927372-75-7 8,95 €

NEU

Die Yogi-Methode.
30-Tage-Challenge zur achtsamen
Ernährung. Vegan – vegetarisch –
ayurvedisch.
Marcel Anders-Hoepgen
978-3-942772-69-3 **19,99 €**

FLIP CHART TISCH AUFSTELLER

Yoga: Jeden Tag neu!
Über 100.000 mögliche Kombinationen
für Übungseinheiten à 5 bis 10 Minuten.
Marcel Anders-Hoepgen
978-3-927372-69-6 **28,00 €**

Sonnengruß, Teil 1. (DVD + CD)
Das perfekte Workout.
Marcel Anders-Hoepgen
978-3-927372-77-1 **16,95 €**

Sonnengruß, Teil 2. (DVD + CD)
Der perfekte Stressabbau.
Marcel Anders-Hoepgen
978-3-927372-97-9 **16,95 €**

Rücken for fit.
Das 30-Tage-Programm für einen schmerzfreien Rücken in nur fünf Minuten pro Tag.
Inklusive Übungs-DVD.
Marcel Anders-Hoepgen
978-3-942772-53-2 **19,99 €**

NEU

Anti-Stress-Yoga.
Kartenbox mit 56 Asanas und 18 Rezepten.
Petra Orzech
978-3-942772-85-3 **14,99 €**

Der Glücksvertrag
Das 21-Tage-Programm. Ein glückliches
Leben in Balance dank einer Formel aus
Psychologie und fernöstlicher Heilkunst.
Inklusive DVD.
Ashish Mehta | Gela Brüggemann
978-3-942772-14-3 **19,99 €**

Mut zur Trennung.
Plädoyer für eine mutige und
produktive Entscheidung – Kinder
brauchen Aufrichtigkeit.
Jutta Martha Beiner
978-3-942772-47-1 **15,99 €**

BEST-SELLER

Schlank durch Achtsamkeit.
Durch inneres Gleichgewicht
zum Idealgewicht.
Ronald Pierre Schweppe
978-3-942772-90-7 **14,99 €**

Achtsam abnehmen.
33 Methoden für jeden Tag.
Ronald Pierre Schweppe
978-3-942772-99-0 **12,99 €**

NEU

Warum Stress dick macht
… und warum wir entspannt
schneller abnehmen.
Ronald Pierre Schweppe
978-3-942772-51-8 **12,99 €**

Der Burnout-Irrtum
Ausgebrannt durch Vitalstoffmangel –
Burnout fängt in der Körperzelle an!
Das Präventionsprogramm mit
Praxistipps und Fallbeispielen.
Uschi Eichinger | Kyra Hoffmann
978-3-942772-06-8 **19,99 €**

ERSCHEINT NOVEMBER 2014
VORBESTELLBAR AB SOFORT!

Die Anti-Stress-Ernährung.
Die LOGI-Methode zur Stressbewältigung.
Uschi Eichinger | Kyra Hoffmann
978-3-942772-67-9 **19,99 €**

ERSCHEINT FRÜHJAHR 2015
VORBESTELLBAR AB SOFORT!

Glückliche Kinder.
Erziehung in Liebe & Achtsamkeit.
Aus der Reihe »mitGefühl«
Ronald Pierre Schweppe
978-3-95814-000-4 **7,99 €**

ERSCHEINT FRÜHJAHR 2015
VORBESTELLBAR AB SOFORT!

Starke Partner.
Beziehung in Liebe & Achtsamkeit.
Aus der Reihe »mitGefühl«
Aljoscha Long
978-3-95814-001-1 **7,99 €**

ERSCHEINT FRÜHJAHR 2015
VORBESTELLBAR AB SOFORT!

Dauerhaft schlank.
Ernährung mit Liebe & Achtsamkeit.
Aus der Reihe »mitGefühl«
Dr. Julia Bollwein
978-3-95814-002-8 **7,99 €**

ERSCHEINT FRÜHJAHR 2015
VORBESTELLBAR AB SOFORT!

Selbstheilung.
Gesundheit durch Liebe & Achtsamkeit.
Aus der Reihe »mitGefühl«
Fei Long
978-3-95814-003-5 **7,99 €**

systemed Verlag
Kastanienstraße 10
D-44534 Lünen
Telefon 02306 63934
Telefax 02306 61460
www.systemed.de
faltin@systemed.de

systemed verlag

Impressum:

ISBN 978-3-942772-71-6
Fotografie und Foodstyling: Tanja Bischof, Geiselhöring
Redaktion: systemed Verlag, Lünen
Rezept-Lektorat: Andra Knauer, Karben
Druck: Werbedruck GmbH Horst Schreckhase
Umschlaggestaltung: Hauptmann & Kompanie Werbeagentur, Zürich
Satz: Guter Punkt, München

1. Auflage